THE SCIENCE OF
PSYCHIC HEALING

BY

YOGI RAMACHARAKA

AUTHOR OF "SCIENCE OF BREATH;" "FOURTEEN LESSONS
IN YOGI PHILOSOPHY AND ORIENTAL OCCULTISM;"
"ADVANCE COURSE IN YOGI PHILOSOPHY;"
"HATHA YOGA;" "RAJA YOGA;"
ETC, ETC,

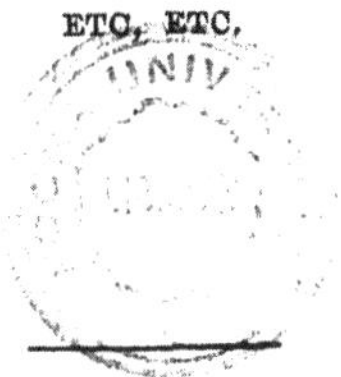

A Sequel to "Hatha Yoga"

YOGI PUBLICATION SOCIETY
CHICAGO, ILLINOIS

LONDON AGENTS:
L. N. FOWLER & CO.
7 Imperial Arcade, Ludgate Circus, E. C.
The Latent Light Culture, Tinnevelly, So. India.

요가적 전인치유

초판 1쇄 발행 2026년 4월 7일

지은이 | 요기 라마차라카/윌리엄 워커 앳킨슨
옮긴이 | 김재민
펴낸이 | 이의성

펴낸곳 | 지혜의나무
등록번호 | 제1-2492호
주소 | 서울시 종로구 인사동 7길 33(관훈동) 남도빌딩 3층
전화 | (02)730-2211 팩스 | (02)730-2210

ISBN 979-11-85062-73-0 (93510)

* 잘못된 책은 바꾸어 드립니다.

요가적 전인치유

육체적·정신적·영적 치유법

요기 라마차라카 /
윌리엄 워커 앳킨슨 지음
김재민 옮김

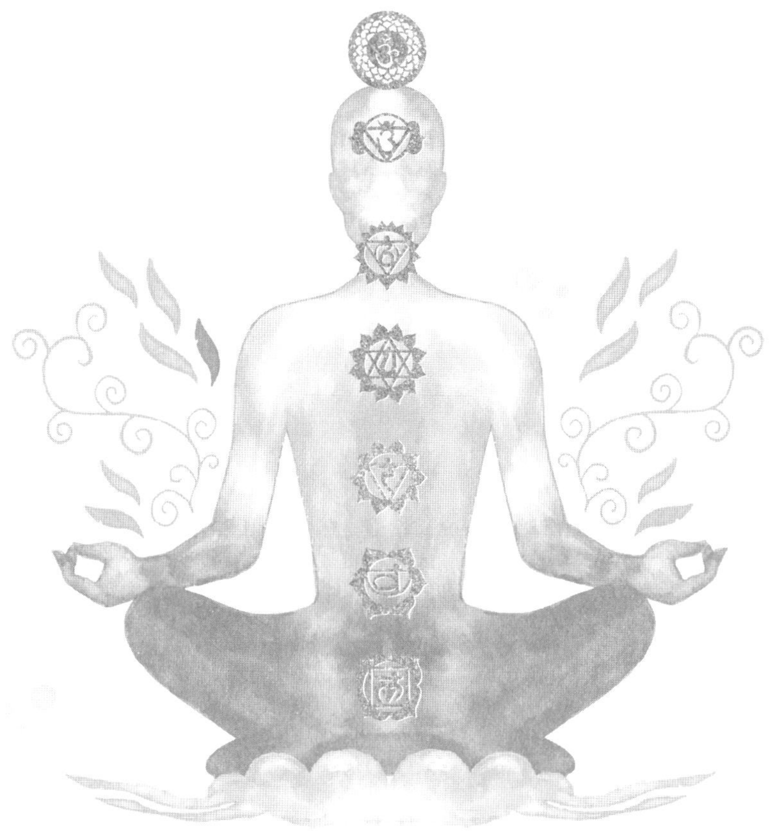

지혜의나무

『하타 요가 입문』의 속편

요가적 전인치유

: 육체적, 정신적, 영적 회복을 위한 치유법

[부록] 카르마와 질병, 출생 그리고 지옥

Publishers' Notice.

출판사 머리말

이 책은 이론서가 아니다. 사실들을 다루고 있다. 이 책의 저자는 최고의 이론이란 단지 더 나은 가설들이 나오기 전까지만 사용되는 작업가설일 뿐이라고 여긴다. '사실'은 어떤 도구 즉 이론을 사용할지 알아내는 데 중요하고 핵심적인 요소이다. 가장 양식 있는 사상가들, 다시 말해 최고의 연구자들은 자신들이 발견했건 타인들이 발견했건 간에 더 나은 이론이 대두되었을 때, 설령 자신들에게 가장 귀중한 이론이라 하더라도, 기꺼이 모두 내던져 버린다. 이것이 참된 철학자의 정신이다.

이 책의 내용이 논쟁적이라기보다는 독단적으로 보일 수 있다는 것은 사실이다. 그러나 저자는 복잡한 이론과 헤어나기 힘든 논쟁에서 벗어나서 간결하고 간단명료하게 그 주제에 관한 사실들을 표현하는 데 이보다 더 나은 방법이 없다는 것을 안다. 그래서 그는 가장 많은 사람에게 도달할 것이므로 최선일 거라 생각되는 스타일로 자신의 메시지를 전달하기 위해 '독단주의'라는 비난을 몇 감수하기로 결심했다.

이 책에 언급된 사실들은 진실이기에, 가르침들을 따르기만 한다면 당신은 실제 실천해 봄으로써 그 사실들을 증명할 수 있을 것이다. 결국 증명하지 못하는 논쟁적인 증거들보다는 이게 더 낫다.

이 책으로부터 이익을 얻기에 가장 좋은 방법은 가르침을 실천하기 시작하는 것이다. 단지 책의 내용에 지적으로 동의하는 데 만족하지 말고 실천에 옮기기 시작하고 무언가를 하라. 이것이 당신이 이 책으로부터 이익을 얻을 수 있는, 즉 이 책에 지불한 금액만큼의 본전을 건질 수 있는 유일한 방법이다.

저자는 자연의 강력한 작용력을 당신 손에 맡겼다. 나머지는 당신이 해야만 한다. 그는 길을 알려주었고, 당신은 스스로 발걸음을 내디뎌야만 한다. 그는 문을 열어놓았을 뿐이고, 당신 스스로 그 문을 통과해야만 한다.

어떤 방법을 더 사용하고 싶은지 결정하기 전에, 독자들은 이 책에서 가르치고 있는 몇 가지 치유법 모두를 숙달할 필요가 있다. 가장 현명한 사람은 어떤 특정한 기법이나 체계에 얽매이기보다는 각각의 것들에서 조금씩 골라 쓸 것이다. 모든 기법이 다 훌륭하지만, 어떤 기법들은 다른 기법들보다 특정 개인에게 더 나을 수도 있을 것이다. 저자는 이 사실을 언급하고, 선택하는 법도 알려 준다.

이 책에 설명된 기법들은 본문의 내용에 언급되어 있지 않더라도 자기(自己) 치유에 사용될 수 있다. 사실상 자기 치유는 아마도 저자가 아주 좋아하는 개념일 것이다. 그는 사람들이 가능한 한 혼자 힘으로 일하고 독립적이라고 믿는다.

확신컨대, 당신이 이 책의 가치와 간결함의 진가를 알아보고 주요 가르침을 실천하게 될 것이라고 믿는다.

1906년 4월 3일 시카고에서,
요가 수행자 출판 협회.

옮긴이 서문

이 책은 윌리엄 워커 앳킨슨이 요기 라마차라카라는 필명으로 쓴 『요가적 전인치유』(원제: *The Science of Psychic Healing*, 1906)를 우리말로 옮긴 것이다.

1

미국의 변호사이자 출판인이자 작가였던 앳킨슨(1862~1932)은 테론 Q. 듀몬트, 스와미 박타 비쉬타 등 여러 필명으로 많은 저술을 했는데, 인도의 사상, 특히 요가와 관련한 책을 저술할 때 거의 요기 라마차라카라는 필명을 사용한 것으로 보인다. 그래서 이 번역서에서는 지은이를 요기 라마차라카/윌리엄 워커 앳킨슨이라고 표기했다.

그가 어떤 필명을 사용하든지 간에 그의 사상적 배경에는 19세기 말 미국의 최면술사였던 피니어스 P. 퀸비 등에 의해 시작된 '신사상'(New Thought)이 있다. 이 신사상은 '마음 치료'(Mind Cure)라고도 불렸는데, 현대 요가에 상당히 넓고 깊은 영향을 미쳤다. 이 사상은 기본적으로 인간에게 타고난 신성(神性)과 세상에서 그 신성을 작동시키는 긍정적인 사고의 힘이 있다고 설파했고, 대개 개인의 풍요와 건강을 목표로 했으며, 이 중에서도 '마음 치료'라는 별칭에서 잘 드러나듯이 건강과 치유에 보다 근본적인 관심을 두었다. 이러한 관념은 이 책의 전반에 걸쳐 모든 서술의 배후에 있다. 현재 우리가 흔히 접하는 론다 번의 『시크릿』류의 책들이나 '끌어당김의 법칙'을 다루는 책들은 이 신사상이라는 토양에 기반하여 '풍요'에 중심을 두고 자라났다고 할 수 있다.

2

이 책의 원제목인 *The Science of Psychic Healing*에서 'Psychic'이라는 용어는 우리말로 옮기기가 다소 까다롭다. '영혼의', '심령의', '정신의', '심리적인', '초자연적인' 등으로 옮기기도 하고, 어느 것도 마뜩잖은 경우 영어 발음 그대로 '사이킥'이라고 옮기는 경우도 적지 않다. 이것들 모두 이 책에서 이 용어가 가진 의미를 잘 드러내 보여주지 못하는 것 같다는 생각이 들었다. 다각도로 생각해 보다가 다음과 같은 이유로 책의 제목을 '요가적 전인치유'라고 하고, 부제를 '육체적, 정신적, 영적 회복을 위한 치유법'이라고 붙였다.

1906년에 출간된 이 책의 첫 페이지를 보면, 자신의 저서인 『하타 요가 입문』(원제: *Hatha Yoga*; 1904)의 속편이라고 되어 있고, 본문 내용에서도 '이 두 책이 자매서이며 건강을 위한 열쇠'라고 밝히고 있다. 더불어 이 책의 중요 부분을 차지하는 프라나 치유와 관련해서는 앞의 『하타 요가 입문』과 함께 『요가 호흡의 과학』(원제: *The Hindu-Yogi Science of Breath*; 1903)을 읽기를 권하고 있다. 이 세 권의 책이 내용 면에서 연결성을 갖기에 흔히 3종 세트로 불리기도 한다. 다시 말해, 이 책의 내용을 보면 요가와 밀접한 관련성이 있고, 육체적·정신(마음)적·영적인 치유법을 실용적이고 실천적으로 다루고 있다. 그렇기에 'Psychic Healing'을 '요가적 전인치유'라고 옮기고, '육체적, 정신적, 영적 회복을 위한 치유법'이라는 부제를 달 때, 이 책의 내용 전체를 온전히 함축적으로 드러낼 수 있겠다는 생각이 들어서 그렇게 했다.

3

총 21개의 장으로 된 이 책은 여는 글(제1장 저술의 목적)과 닫는 글(제21장 마지막 조언) 그리고 19개 장의 본문으로 구성되어 있다. 이 19개의 장은 크게 보아 네 개의 주제를 다루고 있는데, 이것들은 '육체와 마음, 그것들의 관계에 대한 기초이론'(제2장~제4장), '프라나 치유'(제6장~제10장), '정신적 치유'(제11장~제16장),

‘영적 치유’(제18장~제20장)이다.

이 책의 전체 구성과 각 장별 핵심 내용을 한눈에 파악하여서 책을 읽어나가는 데 도움이 되도록, 앞의 네 개의 주제 각각의 내용을 좀 더 상세히 요약해 보면 다음과 같다.

‘제1장 저술의 목적’에서는 이 책이 다양한 형태의 요가적 전인치유에 대해 이론은 극히 적게 다루고, 주로 치유하는 방법을 설명하는 실용서이자 실천서임을 분명히 한다. 그리고 모든 질병(현상)은 세포의 질병(원인)에 불과하며, 모든 에너지와 힘은 우주의 마음에서 나온 프라나[prana; 기(氣) 개념과 거의 유사한 인도의 용어]에서 현현된 것으로 간주한다.

제2장에서 4장까지는 이 책 전체를 관통하는 기초적인 이론, 즉 ‘육체와 마음들, 그것들의 관계에 대한 기초이론’을 설명하고 있다. 먼저, ‘제2장 육체의 자연법칙’에서 인간은 육체의 자연법칙들을 지킬 때 건강할 수 있다고 하며, 이 자연법칙들을 ‘올바른 생활’과 ‘올바른 사고’로 요약한다. 이에 필요한 세 가지 중요 요소는 ①알맞은 소화·흡수 작용을 통한 ‘알맞은 영양 섭취’, ②적절하게 ‘몸에 물 공급하기’, ③‘올바른 호흡’이고, 부차적인 요소들로는 ‘육체 수련법’, ‘목욕법’, ‘수면’ 등을 든다. 이와 관련해서는 본 ③의 끝부분에 덧붙인 책 소개의 ‘1) 자매서’

두 권에서 매우 상세하게 설명하고 있으므로 이 책들을 참조하길 바란다.

다음으로, '제3장 본능적 마음'과 '제4장 세포 마음과 세포 공동체'에서는 지성적 또는 의식적 마음과 본능적 마음 그리고 세포와 세포 마음, 세포 공동체와 기관 마음 등의 관계에 대해 설명한다. 다시 말해, 육체의 정신적인 면의 본질을 다룬다. 뒤의 영적 치유에서 다루는 부분을 더하여 이 관계를 간략히 요약해 보면 다음과 같다. 우리 각자에게는 참자아, 참영혼 또는 영(靈; spirit)이라 부를 수 있는 본질적 근원이 있고, 이것에서 영적 마음이 나오고 이 마음 아래로 의식적(지성적) 마음, 본능적 마음, 세포의 집단 마음으로 구성된 기관 마음, 세포 마음 순으로 있다. 다시 말해, 각 세포는 '세포 마음'을 갖고 세포 공동체로서 집단 마음으로 구성된 '기관 마음'을 가진다. 그리고 이것들은 성장과 영양과 육체의 작용을 통제하고 관리하는 본능적 마음의 관장하에 있다. 즉 몸의 모든 기관, 부위, 세포의 작용과 기능은 본능적 마음의 통제와 지시하에 있다. 또한 이 본능적 마음은 의식적 마음이 전달하는 '암시' 또는 '명령'의 영향을 받기 쉽고, 하위의 마음들(기관 마음, 세포 마음)이, 종국적으로는 몸의 세포와 기관이 이 '암시(명령)'에 복종하여 따르게 된다. 영적 마음이 내리는 지시의 영향은 말할 것도 없을 것이다. 제3장과 제4장의 내용에 대한 보다 상세한 설명은 본 3의

맨 뒷부분에 덧붙인 책 소개의 '2) 이론적 보충서' 두 권을 참조하길 바란다.

이상의 토대 관념에 근거하여 이하의 장들(제5장에서 20장까지)에서 질병 치유에 필요한 실용적, 실천적 기법들을 중심으로 한 요가적 전인치유법이 설명된다. 제5장에서는 이어지는 장들의 도입부로서 요가적 전인치유를 세 종류로 분류하여 간략히 소개하는데, 그것들은 프라나 치유, 정신적 치유, 영적 치유이다.

제6장에서 제10장까지는 '프라나 치유'를 설명한다. 프라나(prana)는 고대 인도어인 산스크리트로 '숨', '생명', '생기(生氣)', 공기 등을 의미하는데, 인도의 수행 전통에서는 주로 '우주적인 생기 에너지'의 의미로 사용된다. 이 용어는 이 책에서도 같은 의미이다. "프라나는 요가 수행자인 철학자들이 '생기 에너지'(Vital Force) 즉 에너지에 붙인 이름이다. 이 에너지는 모든 생명체의 몸 안에서 발견되고, 생명력(Life Force)이라고 불릴 수도 있다. 결국 프라나는 본성상 정신적이라고 알려져 있고, 우주의 마음 에너지이다." (p.61) 그래서 이 책에서는 프라나와 생기 에너지를 동의어로 간주한다.

먼저, 제6장에서는 '프라나 치유의 원리'를 다룬다. 한 사람이 프라나를 여러 방식으로 다른 사람에게 전달할 수 있고, 환자의 환부 세포에 프라나를 공급해서 그 세포가 정상적 기능을 할 수 있게 하는 것이 치유의 원리이다. 프라나를 전달하는 데 주로 '손'을 사용하지만, 치유자의 마음으로부터 유도된, 에너지가 담긴 생각을 사용할 수 있다.

이러한 원리에 기반하여 제7장에서는 세 종류의 '프라나 치유법', 즉 프라나 전달의 주요 수단으로 눈을 사용하는 응시(Gazing)법, 손을 사용하는 패스(Pass)법, 호흡을 사용하는 호흡(Breathing)법을 소개한다. 이 중에서 패스법의 몇 가지 기법과 다양한 변형 기법이 많은 부분을 차지한다.

이어지는 제8장의 주제인 '프라나 호흡'은 리듬감 있는 호흡을 통해 프라나의 공급을 증가시켜서 프라나를 환자의 환부에 전달하는 기법인데, 그 바탕에는 자연 전체와 우주가 진동 상태에 있고 특정한 진동률 즉 리듬을 갖고 있으며, 인간의 몸 또한 예외는 아니라는 관념이 놓여있다. 요가 수행자는 자신의 심장박동에 상응하는 리듬 단위에 맞추어 들숨, 날숨, 멈춘숨의 비율을 일정하게 조절하는 방식으로 이 호흡법을 수행한다.

제9장은 '프라나 치유'를 다룬다. 여기에는 세 종류의 치유법이 있는데. 먼저 일반 치유법은 척추, 목, 어깨와 팔, 가슴·등·옆구리, 다리 등 신체 부위를 대상으로 하고, 다음으로 증상별 치유법은 변비, 소화 불량, 설사, 간 질환 등 질병을 대상으로 한

다. 마지막으로 다루는 원격 치유법은 치유자의 생각에 프라나를 실어서 멀리 떨어져 있는, 치유자의 프라나를 수용할 준비가 된 환자에게 전달함으로써 치유가 일어나게 하는 작업이다.

제10장에서는 스스로 자신을 치유하는 방법인 '자가 프라나 치유'가 설명된다. 이 기법은 다른 사람을 프라나 에너지로 치유하는 것과 같은 방식으로 자신을 치유한다. 자신을 프라나로 가득 채운 다음, 프라나를 자신의 환부로 보내 치유한다. 일곱 종류의 구체적인 기법이 소개되는데, 그것들은 프라나 배분하기 기법, 통증 억제하기 기법, 순환 조절하기 기법, 일반적인 자기 치유 기법, 자신 재충전하기 기법, 뇌 자극하기 기법, 위대한 요가 수행자의 프라나 호흡법이다.

이상으로 소개한 프라나 치유 관련해서는 본 ③의 마지막 부분에 소개한 '1) 자매서' 두 권을 참조하면 이 치유법의 이해와 실천에 큰 도움이 될 것이다.

큰 범주의 '정신적 치유'가 제11장에서 제17장까지 일곱 장에 걸쳐 서술된다. 여기에는 '생각 에너지 치유'와 '암시 치유'가 포함되어 있다. 제11장의 주제인 '생각 에너지 치유'는 엄밀한 의미에서 암시 치유와 프라나 치유의 중간쯤에 있는 것이다. 이 치유법은 생각과 프라나를 이용하고, 의지 마음이 세포 마음에 대항하여 부위들의 정상적인 정신적 상태를 만들어 내거나 재확립함으로써 질병 상태를 제거한다. 이 장에는 각 질환별 치유법과 자기 치유법도 설명되어 있다. 생각 에너지 자기 치유법은 앞의 프라나 자가 치유법과 같은 원리이다. 다른 사람을 치유할 때와 마찬가지로 중심 마음이 세포 마음 또는 기관 마음에 명령을 내리는 방식으로 진행된다.

제12장에서 제15장까지는 정신적 치유 중에서 '암시 치유'를 다룬다. 암시 치유는 본능적 마음에 대한 정신적 영향의 효과에 기초하여, 다른 사람이나 자신에 대한 긍정적 암시로 몸을 정상 상태로 회복시키는 방법이다. 암시할 때 치유자가 의식하든 하지 않든 간에 정신적 치유 에너지가 그 암시를 따라간다. 이 치유법을 치유에 적용할 때 고려해야 할 점으로 환자의 수용력과 주의력과 자세, 치유자의 목소리, 눈빛, 정신적 태도 그리고 암시 문구의 반복, 주위 환경, 바라는 상태 심상화 등을 들고 있다. 그리고 이 치유에서 가장 중요한 점 중 하나는 치유자가 항상 일어나기를 바라는 상태에 대한 정신적 그림을 마음 속에 확고히 갖고 있어야 한다는 것이다. 그 이유는, 그럴 때 알맞은 암시와 투사된 생각의 효과를 환자에게 주기 때문이다. 앞서 언급된 자기 또는 자가 치유법 원리가 제15장의 '자기 암시 치유'에도 동일하게 적용된다. 다시 말해, 환자에게 주었던 암시를 그대로 자신에게 준다. 그래서 '그는 마음속에서 생각한 모습 그대로 그 자신이 된다.' 저자는 '자기 암시 치유' 과정

을 시작하는 가장 좋은 방법으로 『하타 요가 입문』을 꼼꼼히 읽기를 권한다. 이를 통해서 '올바른 생활하기'와 '올바른 생각하기'를 수련할 것을 권한다.

엄격한 의미의 '정신적 치유'는 제16장과 제17장에서 설명된다. 이 치유의 이론과 체계는 몸에 미치는 마음의 영향을 기반으로, 몸의 완전한 건강과 올바른 기능 회복을 회복하는 데 마음을 사용할 수 있다는 관념에 근거하고 있다. 그런 면에서 이 치유는 앞의 암시 치유와 동전의 양면과도 같은 관계라고 할 수 있다. 이 둘의 주된 차이점은 암시 치유는 전적으로 구두 암시에 의존하는 반면, 정신적 치유는 텔레파시와 같은 생각 전달에 의존한다는 것이다. 최고의 치유자들은 이 둘을 결합하여 사용한다. 그리고 정신적 치유의 경우 환자가 치유자 앞에 있을 필요가 없다. 즉 '원격 치유'를 할 수 있다.

가장 높은 차원의 요가적 전인치유인 '영적 치유'는 제18장에서 제20장까지 세 장에 걸쳐 설명된다. 제18장은 '형이상학적 치유'를 다루는데, 이 치유는 영적 치유의 낮은 단계이다. 엄밀한 의미에서 이 치유는 환자가 현상의 배후에 있는 참존재(참자아) 또는 우주의 참자아에 대한 깨달음을 얻어야 발생하는 치유법에만 적용되어야 한다. 치유의 실제 과정은 상위 의식에서 나온 힘으로 하위 의식을 '통제'하는 것처럼 나타나지만, 사실 치유의 참된 원인은 그러한 '통제'가 아니라 참존재의 현현에 대한 명상으로 마음이 낮은 층위의 작용들에 간섭하지 않게 됨으로써 잘 확립된 우주의 법칙들이 방해 받지 않고 자유롭게 작용하게 되는 데 있다.

제19장과 제20장에서 높은 단계의 '영적 치유'를 다룬다. 이 치유는 매우 드물고 덜 알려져 있다. 영적 치유는 치유자가 치유를 '하는' 것이 아니다. 그는 단지 우주의 영적 치유 에너지가 관통하여 흐르는 '통로'나 '도구'가 될 뿐이고, 이 에너지가 환자의 영적 마음속으로 들어가서 낮은 차원의 정신 원리들을 활성화한다. 즉 환자의 영적 마음 → 지성적 마음 → 본능적 마음으로 전달되어 몸을 정상 상태로 회복시킨다. 이를 위해 치유자는 자신을 통해 흐르길 바라는 위대한 힘에 대한 존경과 감사의 마음을 가지고서 치유에 임해야 한다. 그런 다음, 몸과 마음을 고요하게 만들고 최대한 이완해야 하고, 걱정과 근심 그리고 물질적 삶에 대한 생각에서 벗어나야 하며, 참존재와의 합일감, 조화감을 가지려 노력해야 한다. 이 치유에서는 특정한 치유를 고집할 필요가 없이 자유롭게 자신이 적합하다고 생각하는 방식을 사용하면 된다.

마지막인 제21장에서는 치유자가 지녀야 할 덕목으로 다섯 가지 당부의 말을 한다. 첫째, 치유에 대해 고집스럽고 편협한 견해를 갖지 마라. 둘째, 약물 치료를 하는 의사들을 비방하지 마라. 셋째, 환자가 육체의 자연 법칙을 지킬 수 있게 하라. 넷째, 환자에 대한 사랑과 호의로 영혼을 가득 채워라. 그러나 잘못된 연민심을 갖지 마라. 다섯째, 모든 힘의 원천, 즉 참존재에 가까운 의식 상태에 있을수록 치유력은 더 커질 것이다.

이 번역서의 본문에 언급된, 이 책과 연결하여 읽으면 도움이 될 책들을 발행 연도순으로 정리하고, 번역서가 있는 경우 부기해 소개하자면 다음과 같다.

1) 자매서

• *Science Of Breath* 또는 *The Hindu-Yogi Science of Breath* (1903)

☞ 번역서: 『요가 호흡의 과학』, 라마차라카 지음, 김재민 옮김(여래, 2008).

• *Hatha Yoga* 또는 *Hatha Yoga or The Yoi Philosophy of Physical Well-Being* (1904)

☞ 번역서: 『하타 요가 입문』, 라마차라카 지음, 김재민·황유진 옮김(여래, 2011).

2) 이론적 보충서

• *Fourteen Lessons in Yogi Philosophy and Oriental Occultism*
(1904)

- 『요가 수행자의 철학과 동양의 신비주의에 관한 14강좌』

☞ 번역서:『그대, 아직도 '나'를 찾고 있는가?』, 윌리엄 워커
앳킨슨 지음, 윤민 옮김(마름돌, 2024).

• *Advanced Course in Yogi Philosophy* 또는 *Advanced Course in
Yogi Philosophy and Oriental Occultism* (1905)

- 『요가 수행자 철학의 고급 과정』

☞ 번역서: 없음.

4

부록으로 스와미 쉬바난다(Swami Sivananda)가 쓴『카르마와
질병, 출생, 지옥(Karmas and Diseases)』이라는 제목의 소책자를 덧
붙였다. 그 이유는 라마차라카의『요가적 전인치유』를 번역하
는 과정에서 이 책의 내용이 현대 요가적 관점에서 질병과 치
유를 다루고 있기에, 인도 전통 요가의 질병, 치유 관념이 반영
된 이야기를 부록으로 덧붙이면 좋겠다는 생각이 들었기 때문
이다. 그런 생각으로 여러 자료를 살펴보다가 찾은 것이 바로
이 소책자이다.

　인도의 전통 요가에서는 모든 인간 존재가 거의 예외 없이 걸려 있는 가장 근원적인 질병이 '윤회'이고 건강이란 이 '윤회에서 벗어난 상태', 즉 '삼매' 수행이라는 치료를 통해 '해탈'이라는 원래의 상태에 이르는 것이라고 설명한다. 불치에 가까운 난치병이라 할 수 있는 이 윤회의 원동력이 되는 병인(病因)은 카르마[Karma; 업(業)]이다. 이 카르마는 전생들을 포함한 과거에서부터 바로 지금 현재까지 우리가 한 모든 의도·생각·행위이고, 그것들은 상응하는 결과들 즉 과보(果報)들을 초래하는데, 우리는 그 모든 과보를 고스란히 받아왔고 받고 있으며 받을 것이다.

　이 소책자에서는 카르마라는 병인이 초래하는 결과인 질병, 즉 윤회하는 삶 속에서 경험하게 되는 과보 중에서 악행이 불러올 결과를 중심으로 다루고 있다. 자세히 말해보자면, 처음의 '카르마와 질병'에서는 푸라나(Purana; 고대의 이야기, 서사시) 문헌들에 나타난 카르마의 법칙, 즉 윤회하는 삶에서 우리가 하는 행위(카르마)와 그 결과 경험하게 되는 과보의 법칙(인과응보의 법칙)을 전반적으로 해설하면서, 악행이 낳게 되는 그리하여 우리가 경험하게 되는 차마 눈 뜨고 볼 수 없는 비참한 상황을 왜 푸라나의 저자들이 그토록 생생하게 묘사했는지에 대해 설명한다. 이어지는 두 개의 장에서는 푸라나 문헌들의 내용을 직접 인용하고 있다. '카르마와 출생'은 『가루다 푸라나(*Garuda*

Purana)』의 내용으로, 특정한 악행을 한 사람이 출생 시에 경험하게 되는 끔찍한 특정한 상태를 보여준다. 마지막으로 '카르마와 지옥'은 『슈리마드 바가바타(*Srimad Bhagavata*)』에서 인용한 것으로, 사람이 죄악과 격정으로 인해 한 행위들에 따라서 가게 되는 스물 아홉 종류의 참혹한 지옥을 상세하게 그린다.

출생 후에 경험할 끔찍한 상태나 지옥에 대한 생생한 묘사의 이유는, '카르마와 질병'에서 상세히 언급하고 있지만, 사실상 일종의 예방 의학적 처치라고 할 수 있다. 다시 말해, 이 소책자에는 악행을 하려는 충동이 일어날 때, 하려는 그 악행이 초래할 비참하고 끔찍한 결과를 떠올려 그 충동을 상쇄시킴으로써 조금이라도 악행을 줄이고자 하는 의도와 바람이 담겨 있다고 할 수 있겠다.

5

이 책을 저술의 목적에 맞게 실용서로 활용하는 데 도움이 되도록 각 기법과 각 질병에 대한 치유를 설명하는 곳에는 해당 내용별로 원문에 없는 번호를 붙이고 항목별 소제목을 달아서 가독성을 높이고 찾아보기 쉽게 만들었다. 더불어 다소 길다고 여겨질 수도 있겠지만, 책의 전체 구성과 내용을 이해하는 데 도움이 되도록 옮긴이 서문에 책의 전체 구성과 각 구성별, 장별 핵심 내용을 요약·정리하여 놓았다. 그리고 이 책에 있는 모든 각주는 옮긴이가 단 것이기에 각주에 '옮긴이 주' 표기를 하지 않았다.

저자인 요기 라마차카라(윌리엄 워커 앳킨슨)의 저작들을 옮긴이가 처음 접했던 것은 지금으로부터 약 20년 전쯤인 2006년경인 듯하다. 그 당시에는 윌리엄 워커 앳킨슨과 요기 라마차라카가 동일 인물인지도 모르던 때였다. 아마도 이 당시 국내에서 이 저자에 대해 들어본 적이 있는 이는 무척 드물었을 것이고, 그가 현대 요가에 큰 영향을 준 인물이라는 사실을 아는 이 또한 거의 없었을 것이다. 옮긴이 또한 예외는 아니었다.

처음 접한 그의 책은 1903년에 저술된 *The Hindu-Yogi Science of Breath*(1903)였다. 당시에 한편으로는 전통 요가의 호흡 수련을 좀 열심히 하던 때이기도 했고, 다른 한편으로는 매트 위에서의 요가가 아니라 매트 밖에서의 요가 즉 생활 속에서의 요가에 관심이 생겨나고 있던 때이기도 했다. 그의 호흡 책을 보면서 호흡에 대해 이렇게 접근할 수도 있구나, 라는 생각이 들었고, 호흡에 대한 그의 색다른 해석과 새로운 호흡 기법들이 무척 신선했다. 자연스럽게 그의 다른 저작들은 어떤 것들이 있는지 궁금해서 찾아보았고, 그 결과 대략 일고여덟 권 정도의 책을 구할 수 있었다. 그중 특히 *Hatha Yoga*(1904)와 *The*

Science of Psychic Healing(1906)이라는 책이 눈에 띄었다. 그래서 앞의 호흡 책과 뒤의 두 권의 책을 번역해야겠다고 구상했다. 이 세 권의 책을 선택한 이유는, 이것들이 내용 면에서 연결성을 갖기에 그가 3부작으로 저술하기도 했거니와 셋 모두 형이상학적이고 추상적인 이론을 다루는 것이 아니라 실용적, 실천적인 면에서 매우 유용한 이론들과 기법들을 담고 있었기 때문이다. 그래서 원서가 출간되었던 순서대로 번역·출판을 기획했고, 이번에 마지막 권인 이 책을 출간하게 되었다. 첫 두 권, 즉 『요가 호흡의 과학』(여래, 2008), 『하타 요가 입문』(여래, 2011)은 어느 정도 계획대로 출간되었다. 그러나 마지막 권인 이 『요가적 전인치유』는 그렇지 못했다. 여러 가지 이유가 있지만, 어쨌든 초벌 번역을 완성한 이후 12년이라는 시간이 지나서야 대폭 손질하여 출간하게 되었다.

이 책이 저술된 지 일백 년이 훌쩍 넘는 시간이 흘렀기에 아마도 많은 독자는 너무 낡고 오래되어 그다지 유용하지 않은 치유법이 아닐까, 라고 생각할 수도 있겠다. 그러나 현대에 나온 에너지 치유, 기 치료, 기공, 명상, 레이키 등의 분야의 책을 보면, 곳곳에서 이 책의 내용과 유사한 부분들을 적지 않게 발견할 수 있을 것이다. 왜냐하면 그 분야들 또한 고래로부터 내려오는 전통에 바탕을 두고 있기 때문이다. 옮긴이가 몇 해 전

'울트라 뎁스® 프로세스'라는 잠재의식 또는 무의식 탐구 프로그램을 이수한 적이 있는데, 거기서 에너지 치유를 다루면서 이 책에 나오는 기법 중 몇 가지를 배운 적이 있다. 다시 말해, 이 책의 기법들은 많은 부분 시간과 공간을 가로질러 현재에도 에너지 치유 분야에서 여전히 활용되고 있다. 요가와 명상이 수천 년을 지나 현재에도 여전히 유용하게 수련되고 있듯이, 이 기법들 또한 영적, 우주적 존재이자 육체를 가진 인간이 삶을 영위하는 한 변함없이 유익하게 활용될 것이라 생각한다.

덕제산방(德濟山房)에서 김재민 합장

차례

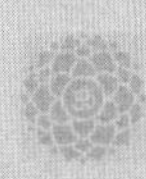
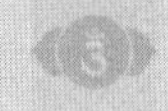

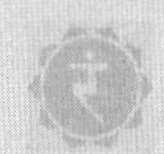

Chapter I. The Purpose of the Book

제1장 저술의 목적

이 책은 다양한 형태의 요가적 전인치유(Psychic Healing)에 대해 알기 쉽고 간결하며 실용적으로 설명하려 저술되었다. 치유자가 자신이 하고 있는 치유의 본질을 이해할 수 있도록 기본적인 이론에 대한 전반적인 개요를 제공했지만, 이론에 대해서는 극히 적게 언급하고 주로 치유하는 '방법'에 대해 서술하려 했다.

이 주제를 소개하면서 우리는 요가적 전인치유를 종교로 만들려 하지 않았다는 점을 말하고 싶다. 왜냐하면 이는 어리석은 것처럼 보이기 때문이다. 약물요법, 마사지, 정골요법(Osteopathy)[1] 또는 다른 어떤 형태의 치유법을 종교로 만들지

---

1) 미국 의사인 앤드루 테일러 스틸(Andrew Taylor Still; 1828~1917)이 정골의학 및 정골요법을 창시했다. 그는 신체가 약 없이 자신의 병을 치료하는 능력과 해부학에 주안점을 두고 연구했고, 마그네틱(magnetic; 자기(磁氣)) 치유, 접골, 채식식단, 수치요법(水治療法, hydropathy), 절충주의 등에도 깊은 관심을 가졌다. 이에 기반하여 1874년에 새로운 유형의 의학인 정골의학을 만들어 냈다. 대략 1950년대를 기점으로 정골의학은 현대의학을 받아들여 대폭 수정·변화되어, 지금은 신체 조직과 뼈를 물리적으로 조작하는데 중

않듯이, 우리는 왜 요가적 전인치유를 종교로 만들어야 하는지 그 이유를 알지 못한다. 참된 치유법은 모두 자연의 법칙을 완전하게 적용한 결과이고, 치유에 사용되는 에너지는 전기 에너지만큼 자연의 법칙이다. 그 점에서 모든 자연법칙은 '신성한' 종교이고, 동등하게 존중되고 경외될 만한 가치가 있다.

서구인들은 치유 과정을 둘러싸고 종교적 컬트나 반(半) 종교적 컬트를 형성하려는 경향이 강하다. 다른 종파들에서도 치유율이 거의 비슷하다는 사실에도 불구하고, 각 컬트나 종파에서는 자신들의 치료와 치유가 어떤 특별한 신념이나 형이상학적 믿음의 결과라고 주장한다. 동양인들은 이런 식으로 기만당하지 않고, 심지어 자기기만에 빠지지도 않는다. 그들은 어린 시절부터 자연에 수많은 미묘한 힘과 에너지의 형태가 있고, 인간이 이것들을 이용할 수 있고 동원할 수 있다는 사실을 배운다. 동양인들은 생기 에너지(psychic force)에 대해 갖는 것만큼 전기에 대해 신비감과 경외감을 가지고 있다. 조금만 숙고해 보면 누구나 이것이 올바르다는 것을 깨닫게 될 것이다. 모든 에너지와 힘은 프라나(Prana, 에너지 원리에 대한 인도의 용어)의 현현이다. 동양의 가르침에서는 프라나의 배후에 마음이 있다. 다시 말해, 프라나는 우주의 마음 원리에서 나타났다. 여기

점을 둔 대체의학으로 정의되고 있다.

서 이 이론들을 장황하게 설명할 수는 없기에, 보다 충분한 정보를 얻고 싶은 수련생들은 『요가 수행자 철학의 고급 과정』(*Advanced Course in Yogi Philosophy*)를 참고하길 강력히 권한다.

위에서 언급한 사실들은 진실이다. 따라서 동양의 요가적 전인치유자들은 다른 형태의 치유자들에 대해 질투하거나 편견을 갖지 않지만, 애석하게도 서구 세계에서는 그런 경우가 비일비재하다. 동양의 그 치유자들은 모든 형태의 참된 치유가 방법에서 차이가 있음에도 불구하고 자신들이 사용하고 있는 것과 동일한 에너지와 힘을 사용한다고 생각하기에, 다른 치유들에 대해서도 똑같이 존중한다. 그들은 자연스럽게 자신들의 치유법을 선호하지만, 동료들이 다른 치유법을 선호한다는 이유로 매도하지는 않는다.

게다가 동양의 치유자들은 건강을 유지하거나 잃어버린 건강을 회복하기 위해서 준수해야만 하는 육체의 특정한 자연법칙이 있다는 사실을 처음부터 배운다. 건강한 사람을 건강하게 만드는 것이 아픈 사람도 건강하게 만들 것이라고 생각한다. 우리는 영양 섭취, 배설, 호흡 등에 관한 자연법칙을 암시적으로 언급한다. 앞서 출간한 『하타 요가 입문』[2]에서 이

____

2) 원제목은 *Hatha Yoga* 또는 *Hatha Yoga or The Yogi Philosophy of Physical*

법칙들에 대한 우리의 견해를 밝힌 바 있는데, 다음 장 즉 제 2장에서 '육체의 자연법칙'이라는 제목으로 앞의 책의 내용을 간략하게 언급할 것이다. 우리는 모든 수련생에게 치유 작업을 시도하기 전에 이러한 자연법칙들을 숙지하라고 강력히 충고한다. 우리는 서구의 많은 에너지 치유(Psychic Healing) 유파에서 이 법칙들이 너무 '물질적'이기 때문에 무시된다는 사실을 충분히 알고 있다. 그러나 그 입장이 갖는 어리석음을 알기 위해서는 자신의 주위를 둘러보기만 하면 된다. 자연의 법칙을 거스르면 처벌받게 된다.

『하타 요가 입문』의 가르침을 따르는 사람들이라면 어떤 종류의 치유도 필요하지 않다고 생각한다. 왜냐하면 그들은 모두 건강을 유지할 것이기 때문이다. 그러나 사람들이 이 가르침을 따르지 않기 때문에 치유법들이 필요하다. 그리고 우리는 사람들에게 알려진 최선이자 최상의 치유 형태가 요가적 전인치유라고 생각한다. 그러나 환자가 자신의 생활 습관을 바꾸지 않을 것이라면, 그리고 자연의 법칙을 따라서 살려고 노력하지 않을 것이라면 요가적 전인치유조차도 오

---

*Well-Being*인데, 국내에서 출간된 제목명으로 표기했다. 이 책의 서지정보는 다음과 같다. 『하타 요가 입문』, 라마차라카 지음, 김재민·황유진 옮김, 여래, 2011.

래 지속되는 치유 효과를 거두지 못하게 될 것이고, 거둘 수도 없다.

그러므로 우리는 치유자가 자신의 환자에게 이러한 육체의 자연법칙들 즉 '하타 요가'에 대해 숙지시키야 한다는 점을 거듭해서 강력히 권고한다. 그리고 치유하는 과정에서 치유자는 육체의 자연법칙들에 대한 충고와 설명을 '포함하려' 노력해야 한다. 그래서 치유되었을 때 환자는 건강을 증진하고 자신이 얻은 건강을 유지하며, 미끌어지듯 다시 환자 상태로 되돌아가지 않는 그러한 방식으로 살아갈 것이다.

자매서인 『하타 요가 입문』과 『요가적 전인치유』, 이 두 책은 '건강을 위한 열쇠'가 될 것이라 생각한다.

이 책은 질병에 대해 다루는 학술 논문으로 쓰인 것이 아니다. 반대로, 질병에 관해서는 가급적 적게 말하고 수련생들의 눈앞에 건강한 상태와 그 상태를 가져오는 방법에 대해 계속 이야기하는 것을 선호한다. 따라서 이 책에서는 질병의 증상들에 대한 언급을 찾아보기가 어려울 것이다. 증상들은 단지 그 증상들의 배후에 있는 하나의 원인이 다양하게 나타난 것일 뿐이며, 우리는 질병들이 발생하는 데 단 하나의 일반적인 원인만이 있고, 그 원인은 세포들의 부적절한 기능이라고 생각한다. 달리 말하면, 모든 질병은 단지 세포의 질병에 지나지 않는다. 『하타 요가 입문』에서 규정한 원리와 관련하여 설명한 일반적인 치유법들은 질병을 일으키는 원인을 제거할 것이고, 그때 증상도 사라지게 될 것이라고 생각한다.

이 책에서 가르치는 치유 체계에 대해 찬사를 보내서 당신의 주의를 끌려고 하지는 않을 것이다. "푸딩은 먹어봐야 그 맛을 알 수 있다."[3]고 생각하기에, 우리는 "그 가르침들을 실제로 해 보라."라고 말한다.

당신 자신과 당신이 가진 치유의 힘을 신뢰하라. 그것은 당신이 가진 신성한 유산이지, 소수의 사람에게만 부여된 타고난 재능이 아니다. 수련과 확신으로 계발될 수 있는 보편적인 재능이자 자연적인 힘이고, 사용함으로써 줄어드는 게 아니고 사용에 비례하여 발달한다. 그 힘은 근육과 같아서 수련하면 발달하지만, 사용하지 않으면 말랑말랑하고 축 늘어지게 된다.

---

3) 이 문장의 뜻은, 무언가의 질은 오직 그것을 시험해 보거나 사용해 보거나, 또는 경험해 본 후에야 판단할 수 있다는 것이다.

그러나 치유를 시작하고, 그 치유를 이해하지 못하는 당신 주위의 사람들에게 기적처럼 보일 수 있는 놀라운 치유의 성공 사례들을 듣기 시작할 때, 우쭐해하거나 자만하지도 말고, 자신에게 어떤 특별한 재능이나 힘이 있다고 믿기 시작하지도 마라. 이것은 어리석은 생각이다. 왜냐하면 모든 치유자는 단지 자연의 힘과 에너지가 흘러서 통과하는 드러난 통로일 뿐이다. 당신은 자연의 법칙의 손에 있는 도구일 뿐이다. 이 점을 명심하라. 만일 이 주장의 다른 면을 살펴보고 당신이 자신의 배후에 있는 대우주의 힘을 가지고 있다는 사실을 잊지 않는다면, 이 생각은 힘의 원천으로 바뀌게 될 수 있을 것이다.

우리는 수련생들에게 이 책에서 가르치는 모든 치유법을 신중하게 연구하고 그것들에 정통하라고 권한다. 그렇게 한 후에 자신에게 가장 매력적으로 느껴지는, 즉 직관에 의해 인도된 방법을 선택하게 하라. 그렇게 한 후에, 그가 하나의 체계에서 얼마쯤 골라 가지고 다른 체계에서 조금 골라 가져서, 그 둘을 결합하여 자신의 체계 속으로 넣게 하라. 어디서 발견하든 그 방법을 자신의 것으로 만들어 가지게 하라. 자신을 어떤 하나의 체계에 묶거나, 또는 자신에게 어떤 한 유파의 '라벨'이나 '꼬리표'를 달 필요가 있다고 생각하지 마라. 마음에 있는 라벨이나 꼬리표에 주의하라. 당신 자신이 되어라.

Chapter II. Natural Laws of the Body

제2장 육체의 자연법칙

바로 앞 장에서 언급했듯이, 진정한 건강의 비결이 육체의 자연법칙들을 준수하는 데 있다고 생각한다. 이 법칙들은 올바른 생활과 올바른 사고라고 요약할 수 있다. 앞서 출간한 『하타 요가 입문』에서 이 법칙들에 대한 우리의 생각을 상당히 길고 상세하게 설명했다. 모든 치유자나 건강 연구자는 앞의 책에서 설명한 가르침들에 정통해야 한다고 단호하게 망설임 없이 말한다. 이 근본 법칙들에 대해 이해하지 못한다면 예외 없이 모든 형태의 치유는 임시방편일 뿐이다. 그리고 만일 이전의 잘못된 생활 습관과 사고방식을 따른다면 환자는 치유를 중단하게 될 때 과거의 나쁜 상태로 되돌아 가게 될 것이다. 자연법칙을 거스르는 일은 성공할 수 없다.

이 장에서는 『하타 요가 입문』의 내용에 대해 잘 알지 못하는 독자들을 위해서 그 책에 서술된 주요 법칙들을 간략히 복습할 것이다. 그러나 이 장에서 그 책의 가르침들을 완전하게 전달할 수는 없다. 왜냐하면 그 가르침들은 그 자체로 상당히 큰 책 한 권을 채우기 때문이다.

　우선, 알맞은 영양 섭취 없이 건강할 수는 없다. 알맞은 소화·흡수 작용 없이 알맞은 영양 섭취는 있을 수 없다. 이것이 인정된다면 치유자가 해야 할 첫 번째 일 중 하나는 이러한 관점에서 정상 상태를 회복하는 것이고, 알맞은 소화·흡수 작용이 일어나게 하는 것이다. 이것이 우리가 치유자에게 모든 종류의 질병에 대한 모든 치유를 위장에 대한 치유로 시작해서, 거기를 정상 상태로 회복시키라고 촉구한 이유이다. 처음과 마지막에, 그리고 언제나 위장을 치유해야 한다. 왜냐하면 거기에 회복을 향한 첫걸음의 비밀이 놓여있기 때문이다. 사실 대다수 질병의 직접적인 원인은 위장에서, 그리고 불완전한 영양과 소화·흡수에서 비롯된다고 할 수 있다. 사람이 영양가 없는 음식이나 불완전하게 소화·흡수된 음식으로 잘 살 수 없는 것은, 나무나 식물 또는 동물이 그러한 영양분이나 음식으로 잘 살 수 없는 것과 같다. 영양이 불완전하면 혈액이 건강하지 못하고 약하게 되고, 그 결과 몸의 모든 세포는 약하게 되고 굶게 되며, 심지어 뇌세포조차 그 밖의 것들과 함께 고통받아서 생명력과 에너지를 몸의 다른 부분으로 알맞게 보낼 수 없다.

어떤 치유법을 사용하든지 간에 언제나 위장을 철저하게 치유하는 것으로 치유를 시작하라. 위장이 주어진 음식물을 잘 처리하고 소화·흡수하여 영양이 풍부한 양질의 혈액으로 전환되면, 그 혈액은 몸의 모든 부위로 흘러가서 건강과 힘을 줄 것이라는 점을 힘주어 말하라. 그리고 환자에게 영양가 있는 음식을 양적으로 충분히 먹으라고 강조해서 말하라.

음식의 양분을 충분히 섭취할 수 있는 가장 좋은 방법 중 하나는 꼭꼭 씹어 먹는 것이다. 음식을 완전히 씹으면 그 안에 포함된 영양분을 충분히 섭취하지만, 반쯤 씹거나 '통째로 삼키'면 그 속에 들어 있는 양분의 대부분을 낭비하게 된다. 우리는 치유자에게 이 문제의 중요성을 강조한다. 우리는 영양 섭취를 제대로 하지 못한 사람이 단지 음식을 꼭꼭 씹어 먹는 방식으로 식습관을 바꾸었을 뿐인데도 아주 짧은 시간 안에 건강을 회복한 사례들을 보았다. 부드럽고 연해져서 걸쭉해질 때까지 모든 음식을 꼭꼭 씹어야 한다.

두 번째 중요한 점은 몸에 물 공급하기로, 『하타 요가 입문』에서 그렇게 불렀는데, 이것은 물을 알맞게 사용하는 것을 의미한다. 인체 시스템은 적절히 기능하기 위해서 매일 특정량의 액체를 필요로 한다. 24시간 동안 약 2쿼터(2리터) 정도의 물이 성인에게 정상적인 양이다. 알맞은 양의 물이 없다면 몸은 적절하게 기능할 수 없게 되고 인체 시스템은 나빠진다. 분비와 배설이 완전하려면 정상적인 양의 액체가 필요하다. 그렇지 않으면 분비샘은 소화와 흡수와 동화작용에 필요한 체액과 분비액을 생산할 수 없고, 배설샘은 배설할 수 없을 것이다. 바꿔 말해, 신장과 대소장을 통해 시스템의 노폐물을 배출할 수 없을 것이다. 충분한 액체 없이는 간도 작용할 수 없고, 다른 기관들도 마찬가지로 나빠진다.

건강을 위한 세 번째 필수 요소는 올바른 호흡이다. 환자가 올바른 호흡을 하지 않는 한, 혈액은 불완전하게 산소를 공급받게 되어서 제 기능을 할 수 없게 된다는 사실을 깨달을 때, 왜 부적절하게 호흡하는 사람이 건강할 수 없는지를 알기 시작할 것이다. 깊은 호흡을 완전히 이해할 때까지 스스로 수련한 다음, 그 기법을 환자에게 가르쳐라. 우리가 출간한 소책자 『요가 호흡의 과학』[4]은 올바른 호흡을 위한 충분하고 완전한 지침을 제공한다. 그 내용을 숙지하기를 권한다.

---

4) 원제목은 *Science Of Breath* 또는 *The Hindu-Yogi science of breath* 인데, 국내에서 출간된 제목명으로 표기했다. 이 책의 서지정보는 다음과 같다. 『요가 호흡의 과학』, 라마차라카 지음, 김재민 옮김, 여래, 2008.

육체 수련법과 목욕법 등도 지켜야 할 중요한 요소이다. 치유자는 이 사실을 환자에게 알려 주어야 한다. 수면도 자연이 요구하는 필수 요소이다. 충분할 정도로 휴식을 취하지 않으면 뇌는 과로하게 되고 합병증이 생기기 시작한다.

간단히 말해서, 환자는 정상적이고 합리적이며 자연스러운 존재가 되도록 교육받아야 한다. 가능한 한 자연에 가깝게 머물러라. 그러면 나머지는 자연이 알아서 할 것이다. 자연법칙은 건강을 증진하기 위해 설계되었고, 만일 방해하지 않는다면 정상적인 상태를 만들어 내고 유지할 것이다. 문제점은 현대의 '문명화'로 인해 우리가 자연과 아주 멀어지게 되어서 우리의 자연스러운 충동과 경향성이 억압되고 질식되었고, 자연의 목소리에 귀 기울이기를 멈추게 되어서, 자연은 낙담하게 되어 우리를 부르기를 멈추었다는 것이다. 유일하게 온당한 계획은 자연으로 돌아가는 것, 가능한 한 자연 가까이에 있는 것이다. 가급적 자연적인 삶을 살아라. 그러면 자연이 자신에게 충실한 사람들에게 수여하는 보상을 받게 될 것이다.

우리의 책 『하타 요가 입문』은 자연적인 삶에 대한 요가 수행자의 생각이다. 모든 페이지에서 자연적인 삶을 가르친다. 그 책에서는 모든 생명에 스며들어 있는 위대한 지성적 마음이 있고, 모든 자연법칙은 신성한 법칙이어서 매우 중요시되고 지켜져야 한다고 주장한다.

우리는 올바른 생활과 올바른 사고로 된 이러한 법칙들을 도움을 요청하는 환자에게 가르치고 알리는 일이 모든 치유자의 의무이자 특권임을 강조해서 말한다. 이 특별한 책은 『하타 요가 입문』에 담긴 가르침을 반복하기 위해 디자인된 것이 아니라, 자연법칙을 위반한 사람들과 그로 인해 고통받고 있는 사람들이 신속하게 정상 상태 즉 건강한 상태를 회복해서 다시 삶의 여정을 시작할 수 있도록 그 가르침을 보완하기 위해 디자인되었다.

치유자는 단순한 치유자 그 이상이어야 한다. 치유자는 사람들에 대한 지도자이자 교육자여야 한다. 이런 방식으로 그는 자신의 소명을 단지 서투른 육체 수리공이 아니라 성스럽고 거룩한 것으로 만든다. 이러한 이상을 언제나 자신 앞에 두라. 그러면 당신의 일은 최고의 성공 중 하나일 뿐만 아니라 최대의 즐거움 중 하나가 될 것이다. 인류의 형제애를 기억하라. 세상에서 자신의 일이 건강과 힘이라는 기쁜 소식을 전파하는 것임을 깨달아라. 어머니 자연의 품에서 벗어났던 형제들을 인도하여 어머니 자연으로 돌아가게 하라.

Chapter III. The Instinctive Mind

제3장 본능적 마음

『요가 수행자의 철학과 동양의 신비주의에 관한 14강좌』[5] 에서 우리는 다양한 층위로 된 마음, 그중에서도 본능적 마음에 주의를 환기시켰다. 이 층위의 마음 즉 본능적 마음은, 말했던 바와 같이, 성장과 영양과 육체의 작용을 통제하고 관리한다. 다시 말해, 몸의 모든 기관, 부위, 세포의 작용과 기능은 본능적 마음의 통제와 지시하에 있다. 마음의 이 부분은 결코 잠들지 않고, 이성적 능력이 수면과 휴식 속에서 조용하게 된 동안에도 자신의 의무를 수행한다.

회복, 교체, 변화, 소화, 동화, 배설 등의 지속적인 작용은 모두 의식 층위의 아래에 있는 본능적 마음에 의해 수행된다. 몸의 놀라운 작용은 마음의 이 층위에서 의식적인 인식 없이 계속 일어난다. 세포, 세포군(細胞群), 신경절, 기관 지능 등의 지

---

5) 이 책의 원제목은 *Fourteen Lessons in Yogi Philosophy and Oriental Occultism* 이다. 국내에 번역·출간되어 있는데, 서지정보는 다음과 같다. 『그대, 아직도 '나'를 찾고 있는가?』, 윌리엄 워커 앳킨슨 지음, 윤민 옮김, 마름돌, 2024.

능적인 작용은 이 층위의 마음의 관리하에 있다.

다음 장에서 우리는 모든 인간 유기체에 존재하는 세포 생명체의 경이로운 세계에 대해 간략히 설명한다. 그 장은 많은 당혹스러운 질문에 대해 설명해 줄 것이고, 당신이 총명하게 치유력을 관리할 수 있게 해줄 것이기 때문에 그 장을 읽기를 권한다.

본능적 마음은 육체 작용의 근원으로서 뇌에 국한되지 않고 신경계 전체에 분포되어 있으며, 척추와 태양 신경총은 그 마음의 작용을 위한 중요한 센터들이다.

이 책에서 본능적 마음과 관련하여 우리가 고려해야만 하는 가장 중요한 사실 중 하나는 그 본능적 마음이 의식적 마음으로부터 방해를 받기 쉽다는 것이다. 의식적 마음에서 전달되는 '암시'의 성질에 따라서 이러한 방해가 긍정적일 수도 또는 부정적일 수도 있다.

암시에 대한 장에서 육체 기능들에 대한 마음의 영향을 설명하기 위해 수많은 사례를 들었다. 이러한 생각의 영향은 의식적 마음이 본능적 마음에 암시를 전달함으로써 발생하고,

그때 그 본능적 마음은 암시에 따라 행동하게 된다. 많은 사람이 부정적이고 상처 주는 암시를 받아들여서 자신의 본능적 마음에 전달함으로 인해 아프게 되었다. 마찬가지로 아픈 사람이 긍정적이고 도움을 주는 암시를 받아들여서 같은 방식으로 자신의 본능적 마음에 전달함으로써 건강을 회복했다. 그리고 두 경우 모두에서 병든 상태와 건강이 회복된 상태가 본능적 마음이 명령을 자신의 하위 부분, 세포, 기관 등에 전달하는 지극히 자연스러운 과정에 의해 일어나게 되었다는 점을 기억하라.

본능적 마음의 존재나 작용을 설명하기 위해 고급 이론들을 장황하게 논의할 만한 가치는 없다고 생각한다. 이 책은 치유하는 '방법'을 말해 주려는 의도로 저술되었고, 우리가 설명할 만큼 가치가 있다고 생각하는 모든 이론은 단지 치유 과정을 지적으로 이해하기 위한 전반적인 개요뿐이다. 주제에서 벗어나서 마음에 대한 이론이나 생명과 그 배후에 있는 것에 관한 추측에 대해 확장된 논의를 하는 일은 적절하지 않을 것이다. 각각의 주제 자체를 따로따로 다루어야 하고, 이런 방식이 수련생들이 고려 중인 특정한 주제에 대해 더 잘 집중할 수 있게 한다고 믿는다.

치유법들에 대해 계속 연구를 해나가다 보면 본능적 마음의 작용들이 나타게 될 것이다. 세포-생명을 다루는 다음 장에서도 또한 이 주제를 더 자세히 설명할 것이다.

Chapter IV. Mind in Cells, and Cell Communities

제4장 세포 마음과 세포 공동체

요가적 전인치유의 본질을 이해하기 위해서 독자들은 육체의 정신적인 면의 본질에 대해 잘 알고 있어야만 한다. 중심 마음에는 수많은 현현의 층위가 있을 뿐만 아니라, 각각의 기관에는 수많은 세포의 '집단 마음'으로 구성된 '기관 마음'이라 불리는 것이 있으며, 각각의 세포 또한 자신의 세포 마음을 가진다. 이 관념은 이 주제의 상세한 내용에 대해 잘 알지 못하는 사람들에게 다소 놀라운 것이지만, 요가 수행자들뿐만 아니라 최근 서구 과학의 발견에 정통한 사람들에게도 올바른 것으로 알려져 있다. 세포 생명체를 간단히 한 번 보자.

『요가 수행자의 철학과 동양의 신비주의에 관한 14강좌』에서 말했듯이 요가 수행자의 철학에서 육체는 '작은 생명체들' 즉 세포 생명체들로 되어 있고, 각 세포는 독립적으로 작용할 뿐만 아니라 세포 공동체로도 작용한다. 이 작은 '생명체들'은 실제로 자신들의 작용을 제대로 수행할 수 있기에 충분할 만큼 어느 정도 발달한 마음이다. 물론, 이 마음의 조각들은 개인의 본능적 마음의 통제에 종속되고, 그 원천으로부터의 명령뿐만 아니라 지성적 마음으로부터의 명령에도 쉽게 복종할 것이다. 이러한 세포 마음은 자신의 특정한 작용을 위해 독특하게 적응한다는 것을 분명하게 보여준다. 혈액으로부터 필요한 영양분을 추출하고, 필요 없는 것을 거부하는 선택적 작용은 이 지능의 한 사례이다. 소화와 동화작용 등의 과정은 개별적이든 집단적이든 세포 마음을 보여준다. 상처가 치유되는 것, 즉 세포들을 필요로 하는 지점으로 세포들이 급격히 몰려드는 것과 생리학자들에게 익숙한 다른 많은 사례는 이 세포 생명체와 정신의 작용에 대한 증거이다.

몸 전체는 이 작은 세포들로 이루어져 있다. 이는 연조직과 근육에 대해서 뿐만 아니라, 치아의 에나멜을 포함한 뼈로 된 단단한 부분들에 대해서도 마찬가지이다. 이 세포들은 자신들이 수행하도록 디자인된 특정한 작용에 따라서 형성되고, 그 모양과 형태는 물질적으로 다양하다. 비록 기관 마음과 훨씬 더 높은 본능적 마음의 통제를 받지만, 실제로 각 세포는 개별적이고 분리되어 있으며 어느 정도 독립적이다.

세포는 끊임없이 일한다. 다시 말해, 군대에서 잘 훈련받은 군인처럼 각 세포는 자신의 특정한 과업을 수행한다. 일부 세포는 적극적인 노동자이고, 다른 세포들은 어떤 갑작스럽고 긴급한 의무의 부름을 계속 기다리고 있는 예비 인력이다. 일부 세포는 고정 배치되어 있고, 다른 세포들은 특정한 의무와 임무를 수행하기 위해 돌아다닌다. 그것 중 일부는 인체 시스템의 거리 청소부처럼 작용해서 이 시스템의 쓰레기와 잔해를 치우고, 한편 다른 것들은 음식의 영양분들을 몸의 모든 부위로 운반한다.

세포 생명체는 크고 잘 조직화된 공동체에 비유될 수 있고, 각 개별체는 자신이 해야 하는 특정한 일을 하는데, 이 모두는 공공선을 위한 것이다. 그 공동체는 거대한 하나이고, 거기에는 적혈구만 해도 적어도 7백5십억 개가 있는 것으로 추산된다. 이 적혈구는 공동 운반자이고 동맥과 정맥에서 떠다니면서 폐에서 온 다량의 산소를 운반하며 산소 분자를 몸의 여러 조직에 전달하는데, 이는 특정 부분에 생명과 힘을 준다. 정맥을 통해서 돌아오는 여정에서 세포들은 인체 시스템의 노폐물을 적혈구와 함께 운반한다. 화물선처럼 이 세포들은 화물을 싣고서 출항하여 다른 짐을 싣고서 귀항한다.

다른 세포들은 경찰 업무를 수행하고 시스템에서 문제를 일으킬 수 있는 박테리아 등으로부터 그 시스템을 보호한다.

이 경찰들은 매우 잔인해서 대개 침입자를 집어삼켜서 제거한다. 하지만 그렇게 처리할 수 없다면 그들은 수적으로 많이 모여서 결국 시스템에서 종기나 뽀루지 등의 형태로 그 침입자를 쫓아낸다.

세포는 몸이 계속해서 재생 작업을 해나갈 수 있게 한다. 몸의 모든 부위는 끊임없이 새로운 물질에 의해 회복된다. 그 일을 세포가 한다. 수백만의 작은 노동자가 항상 움직이거나, 그렇지 않으면 몸의 특정 부위에서 고정된 위치에 있으면서 언제나 변함없이 일하며, 낡은 조직들을 재생하고 새로운 물질로 그것들을 대체한다. 이와 동시에 낡고 버려진 물질을 시스템 밖으로 배출한다.

그 기능이 아무리 하찮을지라도 몸의 세포 각각은 본능적인 지식을 가지고 있고, 그 지식은 자신의 생명 작용과 생명에 필수적이다. 세포는 영양을 섭취하고 크기를 키운 다음, 분열함으로써 자신을 재생산한다. 세포는 기억력을 가지고 있는 것처럼 보이고, 다른 방식으로 마음의 작용을 나타낸다. 여기서 이 문제를 깊이 다룰 필요는 없다고 생각한다. 다만, 우리는 이 세포들이 마음 작용을 하는 '살아 있는 생명체'라는 점을 독자들이 이해할 수 있게 이 사실들을 언급할 뿐이다.

이 세포들이 기관, 부위, 조직, 근육 등을 구성하고, 세포 공동체로 알려진 것을 형성한다. 그 공동체에서 마음이 결합하는 것처럼 보이고, 게다가 그것은 독립적인 정신 작용을 한다. 예를 들어, 간의 경우, 그 기관을 구성하는 수백만 개의 세포는 공동체 마음을 가지고 있고, 그 마음은 '간 마음'으로 부를 수 있으며, 언제나 본능적 마음의 통제를 받는 독립체로서 기능한다. 이것은 요가적 전인치유와 연관하여 기억해야 할 가장 중요한 사실이다. 왜냐하면 요가적 전인치유의 전체 원리가 이 기관들이 마음을 통해서 정신의 통제와 지휘를 받아들인다는 사실에 의존하기 때문이다.

앞서 말했듯이, 각각의 세포는 세포군에 속한다. 각 군(群)은 더 큰 군의 일부분을 형성하고, 전체가 하나의 거대한 군 즉 세포 전체 공동체를 형성할 때까지 본능적 마음의 통제하에서 그렇게 계속된다. 그리고 전체 세포 공동체의 작은 마음들은 거대한 본능적 마음의 통제하에서 결합한다. 동시에, 단일 세포의 마음에 도달하게 될 때까지 더 작은 결합체가, 훨씬 더 작은 결합체가 있다. 세포들의 전체 정신 유기체는 매우 놀랍고 경이로운 것이다.

이 세포공동체들을 통제하는 일은 본능적 마음의 의무 중 하나이고, 지성적 마음이 방해하지 않는 한 본능적 마음은 대체로 자신의 의무를 매우 잘 수행한다. 그런데 지성적 마음은 때때로 본능적 마음에 두려운 생각을 보내서 본능적 마음을 혼란시킨다. 지성적 마음은 몸의 확립된 질서에 지장을 주려 하고, 이상한 습관이나 버릇을 들임으로써 세포 공동체를 혼란시키고 그 공동체의 위계질서를 교란시키는 경향이 있다.

가끔 이 세포 공동체나 세포군 사이에 반란 비슷한 것이 일어나는데, 잔업을 하거나 그와 유사한 이유로 그것들은 반란을 일으킨다. 이와 관련하여 실례를 무릅쓰고 우리가 저술한 『하타 요가 입문』이란 제목의 책에서 인용한다. 이 책에서는 이 세포 반란에 대한 분명한 개념을 제공한다. 그것은 다음과 같다.

"가끔은 규모가 더 작은 소규모 세포군 일부가, 어떤 때는 일부 대규모 세포군들조차 '파업'에 들어간다. 이는 그들에게 강요된 낯설고 부당한 업무, 즉 과로에 대항해서 일으키는 모종의 반란이며, 필요한 양분이 부족할 때도 '파업' 사태에 돌입한다. 작은 세포들은 그것들과 동일한 환경에 처했을 때, 사람들이 하는 것과 비슷하게 행동할 때가 많은데, 그런 유사성은 관찰자와 연구자들을 자주 놀라게 한다. 세포 반란이나 세포 파업 사태는 수습되지 않으면 점차 확산된다. 설령 사태가 수습된다 해도 세포들은 느릿느릿 하게 자신들의 일터로 돌아간다. 그리고 할 수 있는 만큼 최선을 다해 일하지 않고 되도록 적게, 그것도 고작 마음이 내킬 때만 겨우 일한다. 영양을 개선하고 잘 보살피는 등 상태가 정상석으로 회복되면 차츰 정상 기능을 되찾을 것이다. 의지를 가지고 명령을 내리면 문제를 신속하게 매우 잘 수습할 수도 있다. 이런 식으로 질서와 기강이 조속히 재확립될 수 있다는 것은 놀라운 일이다.”

과학은 모든 질병이 세포 질병이라는 고대 요가 수행자의 가르침들이 진실이라는 것을 우리에게 보여주었다. 따라서 어떻게 해서든 세포의 문제에 대한 통제력을 가질 수 있다면 우리는 질병 전체를 정복한다. 여러 가지 방식으로 그 통제력을 획득할 수 있는데, 이 책의 주제는 그 여러 가지 방식에 대한 설명과 그 방식들의 적용·활용법이다.

Chapter V. The Three Forms of Psychic Healing

제5장 요가적 전인치유의 세 가지 형태

앞 장의 말미에서 언급했듯이 몇 가지 형태의 요가적 전인치유로 몸에 질병을 유발하는 세포들을 통제할 수 있을 것이다. 다음과 같은 세 가지 형태로 이 전인치유를 생각해 볼 수 있다:

(1) 프라나 치유(Pranic Healing). 이 치유는 프라나 즉 생기 에너지를 환부로 흘려보내고, 그렇게 함으로써 세포와 조직을 자극하여 정상 활동이 일어나게 하는 치유이다. 그 결과 노폐물이 인체 시스템에서 배출되고 정상 상태가 회복된다. 이 형태의 치유는 서구 세계에서 '마그네틱(자기(磁氣)) 치유' 등으로 알려져 있고, 그것을 근거로 하여 많은 치유가 이루어져 왔다. 그러나 많은 치유자가 치유 작업의 이면에 있는 원리를 알지 못했다. 하지만 사용해야 할 방법에 대한 아주 훌륭한 실용적인 지식을 습득해 왔다.

(2) 정신적 치유(Mental Healing). 이 치유는 직접적이든 또는 환

자의 본능적 마음을 통해서든 세포 마음을 통제하는 것을 의미한다. 이 유형의 치유는 서구 세계에서 직접 정신적 치유와 원격 정신적 치유, 암시 치유, 요가적 전인치유, 기타 등등으로 알려진 것, 그리고 종교적인 가르침과 교리의 덮개 아래에 숨겨진 정신적 치유의 형태들일 뿐인 이른바 많은 종교적인 형태의 치유를 포함한다.

(3) 영적 치유(Spiritual Healing). 이 치유는 매우 뛰어나게 영적으로 계발된 치유자에게서 일어나고, 자신의 빛 즉 더 높은 정신성을 환자의 마음에 쏟아부을 수 있게 하여 숭고한 생각의 파동 속에서 그를 씻겨서 일시적으로 존재의 더 높은 층위로 고양시키는 고차원적인 치유를 의미한다. 이 형태의 치유는 치유자와 환자의 대화를 귀담아듣고 사람들이 믿게 되는 것만큼 결코 흔한 일은 아니다. 사실상 이런 일은 매우 드물고, 아주 높은 등급의 치유자만이 그런 능력을 가지고 있다. 그런 능력을 가지고 있다고 생각하는 많은 사람은 단지 일반적인 정신적 치유법을 사용할 뿐이며, 진정한 영적 치유를 이루는 것에 대한 최소한의 관념도 가지고 있지 않다. 그러나 결과를 얻는 한 해로움은 없고, 우리는 여기서 독자들이 전체 주제에 대한 명료한 생각을 얻을 수 있도록 그 문제를 언급할 뿐이다. 앞으로 설명해 나가면서 요가적 전인치유의 이러한 형

태들 각각을 차례로 살펴보게 될 것이다. 이 시점에서 기억해야 할 요점은 결국 모든 형태의 요가적 전인치유가 정신적 치유의 형태들이라는 것이다. 프라나에 의한 치유조차도 정신적 치유이다. 왜냐하면 마음이 프라나를 움직이고, 사실상 곧 보게 될 것처럼, 프라나는 마음 그 자체의 힘이기 때문이다. 질병이나 장애는 '육체적'이라고 불린다. 즉 육체적인 몸의 세포에서 나타난다. 자세히 검토해 보면 이는 실제로 영향을 받은 특정 세포의 정신적 문제이다. 결과적으로 효과적인 치유를 할 수 있는 유일한 방법은 세포의 정신적 부분에 도달하고, 그 부분이 정상적인 작용을 하도록 자극하는 것이다. 많은 방법으로 이렇게 할 수 있겠지만, 모든 방법은 결국 정신적인 방법이다. 왜냐하면 그것은 치유하는 '방법'이 아니라 그 방법에 의해 자극되는 마음이기 때문이다. 앞으로 서술해 나가면서 이러한 점들이 명확해질 것이다.

다음 장에서 프라나 치유라고 불리는 요가적 전인치유의 형태를 살펴보겠다.

Chapter VI. The Principles of Pranic Healing

제6장 프라나 치유의 원리

프라나 치유를 이해할 수 있으려면 프라나에 대해 알아야 만 한다. 프라나는 요가 수행자인 철학자들이 '생기 에너지' (Vital Force) 즉 에너지에 붙인 이름이다. 이 에너지는 모든 생명 체의 몸 안에서 발견되고, 생명력(Life Force)이라고 불릴 수도 있다. 결국 프라나는 본성상 정신적이라고 알려져 있고, 우주 의 마음 에너지이다. 그러나 이 책에서는 형이상학적인 구분 을 피하기 위해서 마음과 물질을 다루는 것과 꼭 마찬가지로 프라나를 독립적인 것으로 취급하는 일반적인 관습을 따르기 로 하자.

요가 수행자들은 프라나가 우주적인 원리, 다시 말해서 모 든 공간에 편재하는 어떤 것이자 마음과 물질과 함께 절대자 의 삼중의 현현을 구성하는 어떤 것이라고 가르친다. 전기, 열, 빛 등의 에너지의 형태로 나타난 프라나는 제쳐두고, 우리 가 이 책에서 관심을 가진 유일한 면인 생기 에너지로 나타난 프라나를 고찰해 보기로 하자. 프라나는 몸 안에서 모든 활동을 일어나게 하는 에너지이다. 즉 이 에너지에 의해 모든 육체적인 움직임이 가능하고, 모든 기능이 수행되며, 모든 생명 징후가 자신을 드러낸다. 다른 책들에서 프라나에 대해 상당히 길게 설명했기에 반복하고 싶지도 않고, 피할 수 있는 그러한 반복으로 지면을 채우고 싶지도 않다.

그렇지만 간략히 말하자면, 프라나는 공기, 물, 음식 등에서 발견되는 생명 원리라고 할 수 있고, 생명 유기체는 몸의 작용에 사용하기 위해서 그것들로부터 프라나를 흡수한다. 프라나라는 주제에 대해 보다 충분한 지식을 얻고자 한다면, 이 책을 읽는 모든 수련생에게 『요가 호흡의 과학』이나 『하타 요가 입문』을 읽어보기를 권한다. 앞의 책들에서 우리는 프라나를 축적하고 획득할 수 있는 많은 수련법에 대해, 또한 프라나를 사용하는 방법에 대해 설명했다.

프라나 치유의 일반 원리는 프라나를 여러 방식으로 한 사람에게서 다른 사람에게로 전달 또는 전송할 수도 있다는 사실에 근거를 두고 있다. 일반적인 방법이자 가장 효과적인 방법은 손을 사용하는 것이다. 손을 환자 위로 지나가게 하면서, 동시에 프라나의 흐름을 환부로 보냄으로써 활기 없는 세포군이 활동하도록 자극하고 활성화하는 것이다. 그렇게 전달된 프라나는 환자의 기운을 북돋우는 강장제 작용을 하고 환자를 놀라울 정도로 튼튼하고 강하게 해줄 뿐 아니라, 방금 언급했듯이 환부를 호전시킬 가능성이 높다.

프라나는 또한 치유자의 마음으로부터 유도된, 에너지가 담긴 생각의 형태로 환자에게 보내질 수도 있다. 이러한 사실은 이 주제에 대한 저작들에서 일반적으로 분명하게 나타나지는 않았지만, 우리는 다음 장에서 프라나 치유에 대해 고찰할 때 그러한 사실에 많은 주의를 기울일 것이다. 사실, 치유의 다른 측면들과 관계없이 이러한 방법들만으로도 아주 놀라운 치유 작업을 할 수도 있다.

수련생들은 우리가 이론들에 대해 논의하는 데 길게 지체하지 않고 있다는 것을 알아차렸을 것이다. 의도적으로 이렇게 한다. 왜냐하면 이 책을 실용적 사실과 지침을 담은 책으로 만들고 싶기 때문이다. 그리고 대부분의 이론은 우리의 다른 책들을 읽었던 독자들에게 익숙할 것이다. 그 책들에서 우리는 비록 치유에 대한 주제에 전념하지는 않았지만, 그럼에도 불구하고 모든 초자연적 현상의 기저를 이루는 일반적인 이론들에 대해서는 언급했다.

‘손 얹기’ 방법으로 환자를 치유하는 것은 인류 초기에서부터 알려져 왔다. 가능한 데까지 역사를 거슬러 올라가 보면, 이 치유법의 흔적을 발견할 수 있다. 그리고 역사 시대 이전에도 그런 관습이 똑같이 널리 유행했었던 것으로 추측하는 것은 매우 당연하다. 이 기법은 오늘날 모든 종족 사이에서, 심지어 야만족들 가운데서도 발견된다. 이는 인간 마음속의 본능적 확신에서 발생한 것으로 보인다.

고대 인도인, 이집트인, 유대인, 중국인은 이 형태의 치유법에 정통했다. 이집트의 바위에 새겨진 고대의 조각들은 치유자가 한 손은 환자의 위장 부위에, 다른 한 손은 등에 올려놓고서 환자를 치유하는 모습을 보여준다. 중국의 초기 탐험가들은 유사한 치유법이 거기서는 일반적이었다고 보고한다.

구약성서에는 이러한 형태의 치유에 대한 사례들로 가득하다. 또한 우리는 신약성서에서 언급된 사례들도 발견한다. 성 패트릭(St. Patrick)은 아일랜드에서 자신의 양손을 맹인의 눈에 올려놓고서 치유했다고 전해진다. 성 베르나르(St. Bernard)는 열한 명의 맹인을 치유하고, 열여덟 명의 절름발이가 다시 사지를 사용할 수 있게 했는데, 이 모두를 하루 만에 했다. 그리고 쾰른(Cologne)에서 그는 손 얹기로 열두 명의 절름발이뿐만 아니라 세 명의 벙어리 그리고 열 명의 귀머거리 모두를 치유해 주었다고 한다. 초기 교회 역사에는 이런 종류의 실례들이 가득하고, 이런 경우들에서 항상 생겨나는 낭만적인 이야기라는 점을 감안하더라도, 이 사람들이 이런 방식으로 훌륭하고 효과적인 많은 치유 작업을 했다는 것을 알 수 있다.

에피루스(Epirus)의 왕 피루스(Pyrrhus)는 환자를 만져서 복통과 비장 질병을 치유하는 힘을 가졌다고 역사는 전한다. 베스파시아누스(Vespasian) 황제는 손 얹기로 신경 질환, 절름발이, 실명 등을 치유했다고들 한다. 하드리아누스 황제(Hadrian)는 손가락 끝을 사용해서 수종병[6] 환자를 치유했다. 올라프(Olaf) 왕은 손 얹기로 눈 깜짝할 사이에 환자를 치유했다. 영국과 프랑스의 초기 왕들은 '왕의 안수(king's touch)'로 갑상선종과 목의 질병을 치유했다. 영국에는 '왕의 악마(king's evil)'[7]라고 불리는 질병이 있었는데, 이 병은 왕의 안수로만 나을 수 있다고들 생각했다.

---

6) 인체의 조직 간격이나 체강 안에 림프액, 장액 등이 많이 괴어 있어 몸이 붓는 병이다.
7) '결핵균성 경부 림프절염'의 별칭으로, 한의학에서는 '연주창'이라고 부른다. 이 병은 림프절의 결핵으로, 특히 목과 쇄골 위 림프절이 부어오르다 터져 밖으로 고름이 흘러나온다.

합스부르크 왕가(Habsburg)의 궁정에서는 키스를 하면 맏더듬이를 치유할 수 있다고 믿었다. 플리니우스(Pliny)는 고대에 손을 대는 것으로 뱀에게 물린 상처를 치유하는 사람들이 있었다고 전한다. 종교의 수많은 유명 인사는 손 얹기로 질병을 치유했다. 영국에서는 그레이트레이크스(Greatrakes)가 이런 방식으로 모든 종류의 질병을 치유하며 돌아다녀서 상당한 센세이션을 일으켰고 박해를 초래했다. 다시 말해, 그가 '왕의 손길'에 의해 치유될 수 있다고 생각되어 온 질병을 성공적으로 치유하자, 많은 사람이 그를 국왕을 사칭하는 자로 여기게 되었다. 17세기에는 레브레트(Levret)라는 이름의 한 정원사가 런던 거리에서 손가락으로 환부를 어루만져서 훌륭하게 치유했다. 1817년에는 리히터(Richter)라고 불리는 한 실리시아인(Silician)[8] 여인숙 주인이 손을 사용해서 수천 명의 사람을 치유했다.

보는 바와 같이, 프라나 치유라는 사실은 모든 시대에서, 모든 사람 사이에서 분명했고, 치유하는 데 스스로 충분한 확신을 가진 사람들은 특별한 능력을 부여받은 사람으로 간주되기도 했다. 그러나 사실상 그 '재능'은 인류 모두가 가지고 있

---

8) 영어로 Cilicia로도 표기된다. 소아시아의 남동쪽 해안, 키프로스 북쪽의 해안지역을 말하는 고대의 지명인데, 현재 튀르키예의 영토이다.

기에, 스스로 충분한 확신을 가진 사람과 치유 작업에 '온 마음을 다하겠다'는 충분한 진지함을 가진 사람이라면 누구나 그 재능을 나타낼 수 있다.

25세기 이전의 고대 요가 수행자 스승들은 이린 형태의 치유를 과학화했고, 자신들의 지식의 흔적들은 전 세계 곳곳으로 서서히 전파되었다. 이집트인들은 요가의 위대한 스승들로부터 지식을 얻어서 자신들의 학파를 세웠다. 그리스인들은 인도와 이집트로부터 유사한 지식을 얻었다. 히브리인들과 아시리아인들은 이집트의 수로(水路)들을 통해 그런 지식을 얻었다고 여겨진다. 초기 그리스 의사들은 손 얹기와 몸의 환부에 대한 수기(手技, manipulation)를 주요 치유법으로 치유했다. 치유법들과 더불어 치유 과정은 성직자 계급에 귀속된 중요한 것이었고, 일반 대중들은 치유의 신비에 참여할 수 없었다. 히포크라테스(Hippocrates)는 이렇게 말했다:

"영혼은 눈을 감고도 몸이 겪는 질병을 아주 잘 본다. 현명한 의사는, 심지어 고대의 치유자들 사이에서도, 손으로 온몸을 가볍게 문지르는 것이 혈액순환에 얼마나 유익한지 알고 있었다. 경험이 많은 의사들은 환자를 치유할 때 손에서 나오는 열이 건강에 매우 좋고 통증을 완화한다고 여겼다. 그 치유법은 만성 통증과 다양한 종류의 쇠약함뿐만 아니라 급성 통증에도 적용할 수 있고, 원기를 회복시키고 몸을 튼튼하게 하는 효과가 있다. 내가 그렇게 환자들을 진정시키는 동안, 마치 내 손에 환부로부터 통증과 다양한 불순물을 끌어당겨 떼어내는 비범한 특성이 있는 것처럼, 환부에 손을 올려놓고 그 환부를 향해 손가락을 뻗는 것으로 그런 일이 종종 나타났다. 따라서 학식이 있는 일부 사람은, 어떤 질병이 이 사람에게서 저 사람에게로 전염될 수 있듯이, 접촉과 특정한 제스처로 환자에게 건강을 심을 수 있다는 사실을 알고 있다.”

아스클레피오스(Aesculapius)는 환부에 숨을 불어넣고 손으로 그 부위를 어루만져서 질병들을 치유했다. 사제였던 고대 드루이드(Druid)들도 이런 식으로 치유를 했고, 이를 자신들의 종교 의식과 의례의 일부로 만들었다. 타키투스(Tacitus), 보피스쿠스(Vopiscus), 람프리디우스(Lampridius)는 드루이드들의 이런 일들을 전했고, 그들의 ‘재능’에 관한 놀랄 만한 증언을 했다.

중세의 기록들에는 손 얹기로 했던 놀라운 치유에 대한 유사한 이야기들로 가득하고, 교회가 이런 치유의 일반적인 장소였다. 17세기 초반경에 살았던 반 헬몬트(Van Helmont)는 프라나 치유의 원리를 잘 알았던 것으로 보인다. 왜냐하면 그가 다음과 같이 썼기 때문이다:

"마그네티즘[magnetism, 자기(磁氣) 또는 자기력(磁氣力)]은 모든 곳에 작용하고, 그 이름 외에는 새로운 것이 없다. 그것은 모든 것을 비웃는 사람과 자신이 설명할 수 없는 것은 무엇이든지 사탄의 힘에 귀속시키는 사람에게만 역설이다."

거의 같은 시기에 맥스웰(Maxwell)이라는 이름의 스코틀랜드인도 그와 유사한 치유 기법을 가르쳤다. 그는 우주에 편재하는 생명의 영(또는 생명력; vital spirit)을 믿었고, 사람은 질병 치유를 위해 그 생명력을 이용할 수 있다고 생각했다. 1734년에 헬(Hehl) 신부라는 한 사제는 질병 치유에 사용할 수 있는 '우주적 유동체(universal fluid)'의 존재를 가르쳤다. 그는 경이로운 치유를 많이 했지만, 악마의 힘을 가지고서 마법을 사용한다는 이유로 교회에서 추방당했다. 메스머(Mesmer)[9]는 동물자기(動物磁氣; Animal Magnetism)론[10]을 가르쳤고, 이 이론에 근거하여 치유를 했는데, 치유를 할 때 항상 손을 사용했다. 메스머는 많

---

9) 프란츠 안톤 메스머(Franz Anton Mesmer; 1734~1815)는 독일 슈바벤 지역 출신의 의사였다. 최면술을 의미하는 단어 중 하나인 에스머리즘(mesmerism)이 그의 이름에서 유래했다. 그는 동물자기라는 생체 에너지가 몸에 흐르고 있고, 그 자기의 흐름에 문제가 생기면 병이 발생하고, 자기력을 적절히 사용함으로써 병을 치유할 수 있다고 주장했다.

10) '동물자기'란 동물의 몸에 흐른다고 여기는, 마그네티즘과 비슷한 힘을 지칭한다. 이런 힘의 원리에 기반하여 의사였던 F. A. 메스머(Mesmer)는 동물자기론을 주장했다.

은 추종자와 제자를 남겼고, 그들 중 많은 이가 큰 명성을 얻었는데, 퓌세귀르(Puysegur) 후작도 그들 중 한 사람이다.

독일에서 메스머의 학설과 이를 발전시킨 이론들은 큰 인기와 명성을 얻었다. 브레멘(Bremen) 지역은 '동물자기'론의 대단한 중심지였고, 그 이론은 거기에서 독일 전역으로 확산되었다. 프로이센 정부는 그 문제에 큰 관심을 가졌고, '마그네틱[자기(磁氣)]' 요법으로 질병을 치유하기 위한 병원을 설립했다. 유럽 대륙의 여러 정부는 의학계의 관리하에 마그네틱 요법을 유지하는 엄격한 법을 통과시켰다.

그리하여 새로운 학설은 이 나라 저 나라로 퍼져나갔다. 빈번하게 정부의 간섭으로 탄압받고 의료계의 반대에 의해 압박받을 때도 많았지만, 그 이론은 상이한 이론들 아래에서 여전히 다양한 형태로 번성했다. 지난 10년 동안 미국과 영국에서 '신사상 운동(New Thought movement)'[11]의 엄청난 성장뿐만 아니라 다양한 '마그네틱 치유' 학파로 인해 그 학설은 크게 이

---

11) 이 운동은 19세기 말 미국에서 최면술사인 피니어스 P. 큄비(Phineas P. Quimby; 1802-1866)가 시작했으며, 범신론적 경향성을 띤다. 큄비는 질병, 물질, 죄, 죽음이라는 것이 실제로 존재하는 것이 아니라, 생각이 만들어 낸 환영일 뿐이라고 주장했다. 그는 자신의 이러한 주장을 '크리스천 사이언스'라고 불렀다.

름을 날리게 되었다. 이 학설을 설명하기 위해 순수하게 물질적인 이론에서부터 종교 관념에 이르기까지 많은 이론이 발달되었다. 그러나 그러한 이론들에도 불구하고 연구는 계속되었고, 치유는 이루어졌다. 자신이 속한 학파의 이론이나 이름에 상관없이 손 얹기는 이런 형태의 거의 모든 치유에서 중요한 역할을 했다.

많은 사람이 여전히 이 형태의 치유가 선천적으로 타고난, 특정한 개인에게 부여된 특별한 능력의 일종이라고 믿는다. 하지만 그것은 사실이 아니다. 그 이유는, 비록 어떤 사람들은 기질적으로 유달리 치유 작업에 잘 적응하는 까닭에 다른 사람들보다 더 많이 능숙하지만, 치유 '재능'이 모든 사람 속에 내재되어 있기 때문이다. 또한 모든 사람은 이 '재능'을 계발하고 발달시킬 수 있다.

우리는 프라나 치유의 기초를 이루는 이론을 다루는 데 지면을 많이 할애하고 싶지 않다. 왜냐하면 손 얹기로 하는 다양한 형태의 모든 치유법은 이론과 이름이 충돌할지라도 실제로는 이 주제의 범주 안에 들기 때문이다. 그렇더라도 그 주제의 저변에 놓인 기본 개념을 간략하게 짚고 넘어가는 편이 낫겠다.

아마도 더 나은 방법은 생기 에너지(Vital Force)로 인식하는 것과 '프라나'라는 단어를 같은 것으로 간주하는 것이다. 그러므로 이 장에서는 프라나들의 본질을 설명하는 작업에서 생기 에너지라는 단어를 사용할 것이다.

생기 에너지는 몸의 모든 물리적 작용의 기초가 된다. 생기 에너지는 혈액의 순환, 즉 세포의 움직임을 일으키는데, 사실상 모든 움직임은 물질적 육체의 생기에 의존한다. 생기 에너지가 없다면 생명도, 움직임도, 작용도 있을 수 없다. 어떤 사람들은 그것을 '신경 에너지'라고 부르지만, 그것이 어떤 이름으로 불리든 간에 하나이다. 근육을 움직이고 싶어 할 때, 생기 에너지는 의지의 노력에 의해 신경계로부터 보내지는 에너지이다. 그리고 이 에너지가 그 근육을 움직이게 하는 에너지이다.

이 생기 에너지의 진정한 본성과 본질을 논의할 필요는 없다. 왜냐하면 그럴 경우, 주제의 다른 측면들로 너무 깊게 들어가게 될 것이기 때문이다. 생기 에너지가 실제로 존재하고, 질병 치유에 사용될 수 있다는 사실만으로도 우리의 목적을 달성하는 데 충분하다. 전기 기술자, 심지어 그 과학에서 가장 앞선 사람들조차 전기의 진짜 본성에 대해 아무것도 모르지만, 그들은 전기를 훌륭하게 이용할 수 있고 전기의 작용 법칙을 이해할 수 있다. 생기 에너지의 문제도 이와 마찬가지이다. 왜냐하면 이 에너지의 실제 본질과 기원을 이해하려면, 우주의 본성과 근원을 알아야 하기 때문이다. 그러나 사람은 살면서 매 순간 이 에너지를 사용할 수 있고 정말 사용하고 있으며, 환자를 치유하는 것과 같은 다른 방식들로 이 에너지를 사용할 수도 있다.

사람은 먹는 음식, 마시는 물, 주로 숨 쉬는 공기에서 생기 에너지를 공급받아 흡수한다. 또한 사람에게는 정신적 에너지의 원천도 있는데, 이를 통해 그는 우주적 마음이라는 에너지의 거대한 저장고들로부터 에너지를 자신에게로 끌어온다. 『호흡의 과학』과 『하타 요가 입문』에서 우리는 이 문제를 상당히 길게 언급했다. 아직 충분히 숙지하지 못했다면, 요가적 전인치유를 배우는 모든 수련생은 그 책들의 내용을 마스터해야 한다. 이 생기 에너지는 뇌와 몸의 커다란 신경센터들에 저장되고, 거기에서 생기 에너지를 끌어내어 인체 시스템에 지속적으로 발생하는 부족분을 공급한다. 이 에너지는 신경계의 망(網)을 거쳐서 몸의 모든 부위로 배분된다. 사실 모든 신경은 끊임없이 생기 에너지로 충전되고, 이 에너지는 소진되면 다시 채워진다. 모든 신경은 생기 에너지가 흘러 다니는

'살아 있는 선(線)'이다. 이보다 더 중요한 사실은 몸의 모든 세포가 어디에 있든지 무슨 일을 하든지 간에 항상 어느 정도의 생기 에너지를 가지고 있다는 것이다.

튼튼하고 건강한 사람은 상당량 공급된 생기 에너지로 채워진 사람이고, 이 에너지는 몸의 모든 부위로 이동해서 활력과 에너지를 회복시키고 활성화하며 생산한다. 뿐만 아니라 아우라(aura)처럼 몸을 둘러싸고 있어서 접촉하는 사람들이 이것을 느낄 수 있기도 하다. 생기 에너지가 고갈된 사람은 좋지 못한 건강, 활력 부족 등이 나타날 것이고, 자신의 생기 에너지 저장고를 다시 채울 때 그는 정상 상태를 회복할 수 있을 것이다.

비록 생기 에너지의 본성에 대한 이론에서는 차이가 있지만, 의학계에서는 이 에너지의 존재에 대한 자신들의 믿음을 상당히 자유롭게 표현하는 한편, 이 에너지를 만들어 내거나 나타내는 사람이 가진 신경계의 한계를 넘어서서 전달될 수 없다고 주장한다. 그러나 수천 명의 사람이 실제로 체험한 바는 이 주장과 모순된다. 그들은 생기 에너지, 프라나, 마그네티즘이, 당신이 그것을 무엇이라 부르든지 간에, 제삼자의 몸으로 전달될 수 있고 전달되어 왔으며, 그러한 이유로 제삼자가 튼튼하고 활력이 있게 된다는 사실을 알고 있다.

이 형태의 치유를 옹호하고 실천하는 대부분의 사람은 그것을 '마그네티즘' 또는 '마그네틱 치유' 등으로 부름으로써 대중들의 마음을 혼란스럽게 만들었다. 생기 에너지에는 '마그네티즘'이 없다. 그 이유는, 확신컨대, 비록 모든 형태의 힘 즉 에너지가 동일한 제1의 원인에서 발생하지만, 생기 에너지는 완전히 다른 원인에서 발생하기 때문이다. 생기 에너지는 자연의 섭리에서 자신이 맡은 역할을 하는 것이고, 그 역할은 마그네티즘이 수행하는 것과는 완전히 다르다. 생기 에너지는 다른 어떤 것과도 다른 것이고, 오직 자기 자신과 비교될 수 있을 뿐이다.

모든 사람은 생기 에너지를 어느 정도 가지고 있다. 모든 사람은 자신의 저장고를 늘리는 힘, 다른 사람에게 생기 에너지를 전달할 수 있는 힘을 가지고 있고, 그 힘으로 질병을 치유한다. 달리 말하면, 모든 사람은 잠재적인 치유자이다. 이 유형의 치유에 '재능'이 있는 사람들에 대한 이야기가 많지만, 사실은 모든 사람이 '재능'을 가지고 있고 자신감과 수련으로 이 능력을 개발할 수 있다는 것이다. 이 재능을 발달시키는 것이 바로 이 책의 이 부분의 목적이다.

　프라나 치유의 원리는 환부의 세포에 신선하고 충분한 생기 에너지 즉 프라나를 공급해서 채우는 것이고, 그것에 의해서 세포가 다시 정상적으로 기능하고 활동할 수 있는 힘을 얻을 수 있게 되는 것이다. 그 결과, 세포가 알맞게 작용할 때, 인체 기관은 이전처럼 활동할 수 있게 되고, 인체의 시스템 전체가 건강을 되찾게 된다. 결국 건강은 단지 '정상적 기능'일 뿐이다.

Chapter VII. The Practice of Pranic Healing

제7장 프라나 치유법

치유할 때 손을 사용하는 일은 인류가 가진 본능적 기질의 결과인 듯하다. 어머니는 넘어지거나 다쳤다는 이야기를 하며 달려오는 아이의 머리에 자연스럽게 자신의 손을 얹는다. 그러면 어머니 손의 효과로 아이는 조용해지고 안도하게 되는 것 같다. 다음과 같이 말하면서, 이런 식으로 어머니가 자신의 아이를 안도시키는 모습을 얼마나 많이 보고 듣는가: "아가야, 괜찮아, 엄마가 다 괜찮게 만들었어, 이제 가서 놀아." 그러면 아이는 어머니 품에서 떨어지고, 눈물은 볼에서 말라 있다.

또는, 만일 우리 중 누구라도 다치는 경우, 다친 부위에 손을 갖다 놓고서 그런 방법으로 안도감을 가지는 것이 얼마나 자연스러운 일인가. 손을 사용하여 두통을 치유하는 일은 꽤 흔하고, 간호사의 손길이 환자를 안심시킨다. 자신의 본성에 있는 거의 본능적인 이 단순한 움직임은 프라나 치유 수련의 기초를 이룬다. 이 과정은 매우 단순해서 거의 배울 필요가 없지만, 이 형태의 치유의 과학에 숙달한 사람들이 수련한 최고의 방법 중 몇 가지를 이 책에서 소개할 것이다.

치유할 때 생기 에너지, 즉 프라나를 전달하는 주요 수단은 (1)응시(Gazing)법, 즉 눈으로 프라나 전달하기 (2)패스(Pass)법, 즉 손으로 프라나 전달하기 (3)호흡(Breathing)법, 즉 숨으로 프라나 전달하기로 알려져 있다. 이 세 방법은 모두 다 효과적이며, 실제로 다른 방법들과 결합하여 사용할 수 있다.

생기 에너지를 전달하는 것은 대부분 정신적인 일이고, 눈은 정신 에너지(Mental Force)를 전달하는 널리 알려진 통로이므로, 눈은 치유에서 생기 에너지를 운반하거나 전달하는 데 유리하게 사용될 수 있다. 치유 과정에서 환부를 지나가게 될 때, 만일 치유하고 있는 부위를 몰두해서 바라보고, 그렇게 함으로써 마음을 집중하게 되면 그 힘이 그 부위로 전달'될 것'이다. 따라서 병든 세포는 자신의 기능을 알맞게 수행할 수 있는 힘을 받게 되어 치유 효과가 높아질 것이라는 사실을 치유자는 알게 될 것이다.

많은 치유자가 치유하는 동안 호흡법을 사용하는데, 그 효과가 탁월하다. 대개 환부에 직접 숨을 불어넣는 방식을 사용하는데, 따뜻한 숨이 환부에 놀랄 만큼 활기를 띠게 하는 효과가 있는 것 같다. 호흡법은 또한 환부에 직접 댄 플란넬 천 조각에 대고 숨을 불어넣는 방식으로도 사용되는데, 그렇게 하면 프란넬 천이 상당량의 열을 유지하고, 곧 불편할 정도로 따뜻해진다. 앞으로 이러한 형태의 치유법들을 언급하겠다.

그러나 이 유형의 치유법에서 프라나를 전달하는 주요 수단은 손을 사용하는 것, 즉 패스법과 수기법을 사용하는 것이다. 먼저, 패스법을 하는 과정을 살펴본 다음, 몇 가지 형태의 수기법을 다룰 것이다.

1. 패스(Pass)법, 즉 손으로 프라나 전달하기 기법

■ 패스법 준비

패스법을 할 때 손의 위치는 다음과 같이 설명할 수 있다:

양손을 알맞게 벌린 채 손가락을 뻗으면서 손가락 사이를 넓힌다. 환자가 앉아 있다면 양손을 환자의 머리 위로 올린 다음, 천천히 점진적으로 양손을 그의 앞으로 내린 후에, 무릎 부위를 쓸어내리는 동작으로 마무리한다. 패스가 끝나게 되면, 마치 손에서 물을 털어내고 있는 것처럼 손가락을 양옆에서 턴 다음, 손가락 사이를 붙이고서 양손을 위로 들어 올리면서 환자의 양옆을 따라서 위로 올라가는 움직임을 만든다. 그런 후에, 양손이 환자의 머리 위에 도달했을 때, 다시 손가락을 뻗은 상태로 양손을 환자 앞으로 내린다. 자신의 손가락 끝에서 쏟아져 나오고 있는 생기 에너지의 흐름 속에서 환자를 씻기고 있다는 생각을 유지함으로써, 당신은 곧 힘 있는 움직임을 습득할 것이다. 결국 각의 치유자는 자신이 선호하는 움직임을 가지게 되는데, 이 움직임은 치유자에게 본능적으로 일어난다. 양손을 아래쪽으로 내리는 동작은 환자에게 편안한 느낌을 주는 반면, 얼굴 앞에서 위로 향하는 동작은 깨어있는 상태와 활발한 움직임을 유발한다.

몇 가지 패스법에는 다양한 변형 기법 등이 있는데, 이제 그것들을 살펴볼 것이다. 치유를 배우는 수련생들이 안도를 바라는 사람을 치유할 때 어색해 보이지 않을 수 있도록 다양한 움직임에 숙달할 것을 권한다. 움직임들에 익숙해지면 치유자는 다른 방법으로 얻을 수 없는 자신감이 생기고, 게다가 세부적인 내용에 신경 쓰지 않게 되어서 주의를 치유 작업에 집중할 수 있게 된다.

1) 종적 패스법, 즉 상하 패스법

종적 패스법은 위에서 언급했던 것처럼 몸을 따라서 아래

방향으로 패스하는 기법이다. 이 패스법은 그 부위가 머리, 가슴, 팔다리든지, 몸의 어떤 특별한 부위든지 간에 환부를 따라서 하고, 항상 아래로 향해서 하지, 결코 위로 향해서 하지 않는다. 위에서 말한 바와 같이, 명심해야 할 점은 자신이 손가락 끝에서부터 생기 에너지의 흐름을 쏟아져 나오게 하고 있다는 것이다. 반드시 손가락은(위에서 언급한 바와 같이) 활짝 펼쳐야 하고, 손바닥은 아래쪽을 향해 있어야 한다. 손가락을 뻗은 채, 움직임은 아래로 해야만 한다. 그러나 위로 향한 움직임은 손가락을 붙이고서, 손바닥은 환자의 양옆을 향해 돌려야만 한다. 환자의 몸과 치유자의 손 사이에 특별히 준수해야 할 거리는 없다. 이 거리 준수 문제는 본능적 감각에 맡겨져 있고, 당신은 곧 알맞은 거리에 대해 알게 될 것인데, 어떤 경우들에는 다른 경우들에서보다 그 거리가 훨씬 더 가깝다는 것을 발견하게 될 것이다. 거리가 '딱 알맞다'고 느낄 때, 그때 최상의 효과를 낳을 수 있는 적절한 거리를 포착했다고 만족하라.

그렇지만 일반적으로는 환자의 몸으로부터 약 7.5~10센티미터 정도의 거리에서 천천히 움직이는 것이 편안감, 안정감, 안도감을 낳는다고들 한다. 대략 30센티미터 정도 거리에서 다소 더 빠르게 움직이는 것은 더 자극하는 효과가 있는 것으로 보이고, 환부에 활력감과 에너지감을 불러 일으킨다. 몸에서 대략 60센티미터 정도 거리에서 더 빠르고 힘차게 패스법을 할 때 더욱 더 자극하는 효과를 얻게 된다. 뒤에 언급된 이 두 패스법은 순환을 자극하고 활기 없는 기관에 활력을 불어넣는 경향이 있다.

2) 횡적 패스법, 즉 좌우 패스법

횡적 패스법은 몸 또는 몸의 부위를 가로지른다. 이 기법은 손을 돌려서 하는 것, 즉 손등을 서로 마주 보게 하는 것으로, 손바닥이 안쪽이 아니라 바깥쪽으로 향하게 될 것이다. 이렇게 하려면 손목을 특별히 돌려야 하겠지만, 이 자세가 곧 편해질 것이다. 손의 모양을 올바르게 취하여 몸이나 몸 부위 앞에서 손을 양옆으로 쓸어낸다. 그리고 다시 손을 원래 위치로 가져올 때는 손바닥을 뒤집어서 안으로 향하게 해서 손등이 서로 마주 보는 것이 아니라 손바닥이 서로 마주 보게 한다. 이 패스법은 정체가 발생한 환부를 '풀어주는' 데 매우 효과적이라고 밝혀졌다. 일반적으로 정기적인 종적 패스법을 하기 전에 이 형태의 치유를 하는 것이 좋다.

3) 손바닥 프레젠테이션법, 즉 손바닥 환부 향하기 기법

일부 경우에 있어서 유용한 치유 형태는 '손바닥 프레젠테이션법'으로 알려진 것이다. 이 기법은 약 15센티미터 정도의 거리 또는 심지어 약간 더 가까운 거리에서 환부로 손바닥을 향하게 하고 거기서 몇 분 동안 유지함으로써 완수된다. 보통 한 손으로 한다. 자극하고 강화하는 효과가 있다.

4) 손가락 프레젠테이션법, 즉 손가락 환부 향하기 기법

이 기법과 유사한 것은 손가락 프레젠테이션법으로 알려진 것으로, 오른손 손가락들을 뻗어서 약 15센티미터 정도 거리에서 환부를 향하게 하고 거기서 몇 분 정도 유지함으로써, 손가락들 끝에서 생기 에너지가 흘러나와 환부로 들어가게 하는 것이다. 몇몇 경우에 이런 방식으로 최상의 결과를 얻을 수도 있다.

5) 회전 프레젠테이션법, 즉 손가락 환부 향하며 손 돌리기 기법

손가락 프레젠테이션법의 변형 기법은 회전 프레젠테이션법으로 알려진 것에 영향을 받았을 수 있다. 이 회전 기법은 위에서 언급한 바와 같이 (약 15센티미터 정도 거리에서) 잠깐 동안 손을 유지한 다음, 왼쪽에서 오른쪽으로, 즉 시계 방향으로 손을 회전하는 움직임을 시작하는 것이다. 이 기법은 상당히 자극적이다.

6) 손가락 천공법, 즉 손가락으로 구멍 뚫기 기법

또 다른 변형 기법으로 손가락 천공법으로 알려진 것이 있는데, 이 기법은 (15센티미터 거리에서) 마치 환자의 몸에 구멍을 뚫고 있는 것과 꼭 마찬가지로 손가락을 '돌리는' 움직임을 하는 것이다. 이 움직임은 상당히 자극적이고, 활발하지 못하거나 정체된 부위를 활성화한다. 치유 부위에 온기를 느끼게 하는 경향이 있다.

우리는 이러한 프레젠테이션 치유법들에서 다양한 형태는 에너지의 강도에서 서로 다르다는 사실에 주목하고자 한다. 예를 들면, 손바닥 프레젠테이션법은 가장 부드러운 형태이다. 다음은 손가락 프레젠테이션법으로, 상당히 더 강력하다. 그다음은 회전 프레젠테이션법으로, 매우 더 높은 정도의 에너지를 나타낸다. 마지막으로 손가락 천공법은 모든 것 중에서 가장 강력하다.

어떤 경우에는 손을 적용하는 것으로 알려진 기법으로 매우 좋은 결과를 얻을 수 있는데, 이 기법은 단지 손(물론 손바닥)을 환부 위의 살갗에 직접 올려놓고 거기서 몇 분 동안 유지하는 것이다. 그런 다음, 손을 떼서 손바닥을 맞대고 빠르게 비비고서 그 부위에 다시 올려놓는다. 이를 여러 차례 반복하

라. 그러면 효과가 명확할 것이다. 이 치유법은 특히 두통에 좋고, 사실 상황의 응급성에 알맞게 손의 위치를 변경하여 거의 모든 형태의 문제를 치유하는 데 사용될 수 있다. 신경통 등의 경우에 이 형태의 치유는 통증을 완화하는 데 매우 유용하다고 알려져 있다.

7) 어루만지기 기법

불완전한 순환 등의 경향이 있는 것 같을 때, 어루만지기 기법은 순환을 조절하여 원활하게 만드는 데 매우 유익한 치유법의 한 형태이다. 이 기법은 완화시키고 진정시키는 효과가 있고, 치유를 마무리 짓거나 끝낼 때 사용하기에 매우 좋은 기법이다.

어루만지기 기법은 손가락 끝을 환자의 몸, 다시 말해 환부나 몸 전체에 아주 가볍게 접촉하는 방식으로 되어야 한다. 이 기법은 항상 아래쪽이나 바깥쪽으로 해야 하지 위쪽이나 안쪽으로 해서는 절대 안 된다. 오직 한 방향으로만 해야 하지, 이리저리 왔다 갔다 해서는 안 된다. 손의 무게조차 환자에게 영향을 주지 않는 아주 가벼운 접촉으로 손가락 끝이 환자의 몸 위에서 부드럽게 움직여야 한다. '가벼움, 부드러움, 경쾌함'이 이 움직임을 묘사하는 최상의 단어들이다. 약간만 수련하면 올바르게 움직일 수 있을 것이다.

환자의 몸 전체를 어루만지고 싶다면, 그 과정을 두 가지 별 개의 치유법으로 나누는 것이 좋다. 즉 (1) 머리에서부터 아래 로 허리까지, 그리고 (2) 허리에서 아래로 발까지. 온몸에 일 반적인 어루만지기 치유법을 사용할 때는 기관들을 자극하고 그것들의 '마그네티즘'을 원활하게 하기 위해서 가슴과 배 부 위에 상당한 주의를 기울이는 것이 좋다.

8) 문지르기 기법

또한 오래되고 믿을 수 있는 '문지르기'의 원리는 생기 에 너지 즉 프라나를 전달하는 다른 방식일 뿐이라는 사실을 기 억하는 것이 좋다. 이 형태의 치유법은 인류만큼이나 오래되 었고, 모든 시대에 모든 사람에 의해 실천되어 왔다. 알피니 (Alpini)는 자신의 저서 『이집트 의학』(De Medicina Egyptiorum)에서 이집트 신관들은 어떤 신비롭고 의학적인 문지르기 기법에 정통했고, 만성 질환을 치유하는 데 그러한 형태의 치유법을 사용했다고 보고한다. 히포크라테스(Hippocrates)는 문지르기 기 법을 매우 선호했고, 분명히 이 기법을 아주 빈번하게 사용했 다. 그는 다음과 같이 썼다:

"의사는 많은 것을 알아야 하고, 문지르기 기법에서 파생되는 유익함들에 정통해야만 한다. 그 기법을 적용하면 꽤 상반된 효과가 나타날 수 있는데, 뻣뻣한 관절은 부드럽게 되고, 이완된 관절들에는 긴장과 활력을 준다."

거의 2000년 전의 켈수스(Celsus)는 이 치유법을 열렬히 옹호했고, 자신의 저서에서 이 형태의 생기 치유법에 많은 페이지를 할애했으며, 자신의 시대 훨씬 이전에 이 기법이 알려지고 실천되었다는 사실을 우연히 증명했다.

고대 로마에서 문지르기 기법은 선호되는 형태의 치유법이었고, 좋은 컨디션을 유지하기 위해서 부자들에 의해 정기적으로 이용되었다. 이 기법은 오늘날 부유한 많은 사람에 의해서 '마사지' 등의 이름하에 이어지고 있다. 6세기에 트랄레스(Tralles) 출신의 한 그리스 의사 알렉산더(Alexander)가 '신비한 문지르기 기법'의 창시자이고, 자신의 치유법에 이 기법을 포함시켰다. 그는 이 기법이 병과 관련된 물질을 배출하는 데 도움을 주고 신경계를 안정시키며 발한작용을 촉진시킨다고 주장했고, 또한 이것이 경련을 진정시키고 수많은 질병에 효과적이라고도 생각했다. 그는 이 주제에 대한 많은 글을 썼고, 이 '비밀스러운 문지르기 기법'은 '성스러운 사람'에게만 전수되어야 하지, 세속적인 사람의 소유물이 되어서는 안 된다는 히포크라테스의 견해에 동의했다. 프랑스 국왕 루이(Louis) 14세의 주치의였던 피에르 보렐(Pierr Borel)[12]은 니스메(Nismes) 지역의 법원 서기였던 드구스트(Degoust)라는 사람이 환자의 사지를 문지르는 방법으로 수많은 사람을 치유했다고 보고한다.

우리 시대에 마사지는 당연히 인기 있는 치유 형태이고, ‘정골 요법(Osteopathy)’이라는 새로운 학파가 차츰 인기를 얻고 있는 중이다. 이 두 가지 치유 형태 모두 각각의 치유자가 주장하는 특별한 장점에 따른 특별한 효력 외에, 치유자가 이를 인정하든 인정하지 않든 상관없이 치유자에게서 환자에게로 전달되는 생기 에너지에서 파생된 엄청난 유익이 있다.

생기 에너지로 환부를 자극할 목적으로 문지르기 기법을 할 때, 치유자는 움직임이 부드러워야 하고, 물리적인 힘은 바람직하지도 필요하지 않다. 왜냐하면 생기를 환부로 전달해서 효과를 얻지, 단순한 수기(手技)에 의해서 효과를 얻는 것은 아니기 때문이다.

---

12) 원문에는 “루이(Louis) 13세의 주치의였던 피터 보렐(Peter Borel)”이라고 되어 있는데, 이는 오기로 보인다. 정정하여 본문에 표기하였다.

이러한 형태의 치유를 할 때, 손바닥과 손가락 아래쪽 부분을 사용해야 한다. 손가락 끝과 엄지손가락 끝은 뒤로 젖혀야 한다. 엄지손가락의 아래쪽 부분에 살집이 있는 치유자는 이 치유에서 손바닥의 표면을 효과적으로 사용할 수 있다. 동작들은 위에서 아래로 해야 한다. 일부 치유자는 위에서 언급한 바와는 약간 다른 움직임을 사용하는데, 그들은 손바닥으로 압력을 가한 후에, 이어서 손가락 끝의 편평한 부분으로 독특하게 압력을 가한다. 수련생들은 자신들에게 더 바람직해 보이는 방법을 따를 수 있다. 일부 치유자는 손가락 끝을 사용하면 최상의 결과를 얻을 수 있다고 주장하는 반면, 다른 치유자들은 이런 방법을 조심스럽게 피한다. 각 경우에 치유자는 생기 에너지가 자신의 특정한 형태의 치유법에 의해서 가장 잘 전달된다고 느끼기 때문에 그 형태의 치유법을 사용한다는 사실이 주목되어 왔다. 이는 치유자 쪽의 '느낌'의 문제인 것처럼 보이고, 이 특별한 '느낌'은 따라야 할 안전한 규칙이며, 치유를 시작한 후에 모든 사람에게 나타난다.

9) 회전 움직임 기법

회전 움직임 기법이라고 알려진 또 다른 형태의 치유법은 수많은 치유자에 의해 매우 효능이 있다고 밝혀졌다. 이 기법은 (위에서 설명한 바와 같이) 환부 위에서 손과 손가락을 원형으로 문지르는 움직임이다. 움직임은 항상 시계 방향으로 이뤄져야 하고, 절대 반시계 방향으로 돌려서는 안 된다. 이 움직임은 세포에 활력을 주고, 기능 등이 둔화된 경우에 유용하다.

10) 주무르기 기법

다른 형태의 치유는 주무르기 기법으로 알려져 있고, 국소적 문제인 경직된 근육, 류머티즘 등의 경우에 매우 유익하지만, 기질적인 문제의 경우에는 그렇지 않다고 밝혀졌다. 이 기법은 근육이나 조직을 움켜잡고서 인접한 피부에 '영향을 주는' 방식으로 한다. 이것은 세 가지 다른 형태 즉 피부 주무르기, 손바닥으로 주무르기, 손가락으로 주무르기 기법으로 구성된다.

(1) 피부 주무르기 기법

이 기법은 실제로는 '꼬집는' 움직임으로, 엄지손가락과 집게손가락으로 피부를 단단히 움켜잡고서 위로 약간 들어 올린 다음, 놓아서 원상태로 돌아가게 하는 것이다. 양손을 교대로 사용하여, 한 손으로는 피부를 집어 올리고, 다른 한 손으로는 피부를 놓아 떨어뜨려서 몸의 표면을 체계적으로 관리한다. 이것은 꽤 자극적인 치유법이고 순환 불순 등의 경우에 매우 유익하다.

(2) 손바닥으로 살 주무르기 기법

손바닥으로 살 주무르기 기법은 손 전체로 한다. 치유자는 손가락 사이를 가깝게 모으고 엄지손가락을 바깥쪽으로 편 채 손바닥으로 살이나 근육을 움켜잡는다. 엄지손가락을 사용하지 말고, 손바닥과 손가락 사이에 살을 움켜잡고서 '바탕손'[13] 이라 불리는 손바닥의 아랫부분과 엄지손가락 아래의 살집이 있는 부분을 움직임에 사용한다. 살을 단단히 잡아서 살이 미끄러지지 않게 하라. 근육과 살의 안쪽까지 잘 도달하도록 깊게 주물러라. 근육이나 살을 철저히 '주물러야' 하지만, 과해서 통증이 생겨서는 안 된다. 힘을 너무 많이 쓰지 말고, 부드럽지만 확고하게 하라. 양손을 교대로 사용하라. 이 움직임에는 많은 변형 기법이 있고, 실천하면서 치유자는 알맞은 움직임을 '터득하게' 될 것이다. 그는 자신의 손에 '생명력이 가득 차' 있다는 것을 느낄 것이고, 본능적으로 그 '생명력'을 전달하는 최상의 방법을 감지하게 될 것이다.

(3) 손가락으로 주무르기 기법

손가락으로 주무르기 기법은 손가락과 엄지손가락 사이에

---

13) 손등을 위로 젖혔을 때 손목에 가까운 손바닥의 아랫부분을 가리킨다.

살을 움켜잡고서 다른 살이나 뼈에 그 살을 부드럽게 '문지르는 것'이다.

11) 두드리기 기법

자극을 주는 것이 바람직하다고 생각되는 경우에 치유자는 두드리기 치유법의 형태를 사용할 수 있는데, 여기서 몇 가지가 언급된다. 이 치유법을 할 때 손목은 계속 유연하고 '느슨'하게 유지되어야 하고, 뻣뻣하게 되지 않도록 유의해야 한다. 두드리기 기법은 탄력적이고 경쾌하게 해야 하지, 결코 거칠거나 격렬하게 해서는 안 된다.

(1) 치기 기법

두드리기 기법을 하는 첫 번째 방법은 '치는 움직임'으로 부를 수 있는데, 이것은 반쯤 쥔 주먹의 안쪽 평평한 표면으로 몸을 치는 것으로, 손바닥과 쥔 손가락의 끝이 살과 접촉하게 된다.

(2) 찰싹 치기 기법

두드리기 기법을 하는 두 번째 방법은 '찰싹 치는 움직임'으로 부를 수 있다. 이것은 손가락 사이를 붙인 채 편 손으로 잘게 써는, 즉 다지는 움직임으로 구성되는 데, 손의 새끼손가락

옆쪽으로 친다. 손은 정육점에서 고기를 잘게 써는 데 사용되는 칼에 비유될 수 있다. 손가락 사이를 느슨하게 붙여서 다지는 동작을 할 때 진동하는 움직임 속에서 손가락이 함께 모이게 된다.

(3) 철썩 때리기 기법

세 번째 방법은 '철썩 때리기 기법'이라 부를 수 있는데, 여기서는 손으로 '강하게 철썩 때리기' 또는 '볼기 때리기'와 같은 방식을 사용하고, 손가락은 고정된 상태를 유지한다.

(4) 박수 치기 기법

네 번째 방법은 '박수 치기 기법'이다. 여기서는 울리는 소리를 내기 위해서 손을 오목한 모양으로 유지한다. 극장에서 사람들이 박수갈채를 보내는 중에 손으로 크게 울리는 소리를 내고 싶을 때 사용하는 것과 유사한 자세이다. 조금 수련하면 이 움직임을 완전하게 할 수 있을 것이다.

(5) 톡톡 두드리기 기법

다섯 번째 방법은 '톡톡 두드리기 기법'이라 부를 수 있고, 각 손의 손가락 끝을 함께 모은 다음, 몸을 톡톡 두드리는 것으로 손을 교대로 사용한다.

12) 진동하기 치유 기법

프라나 즉 생기 에너지 치유를 할 때 선호되는 방법은 '진동하기 치유 기법'으로 알려진 것이고, 치유자의 손으로 일련의 진동하는 움직임을 만드는 것으로 이루어져 있다. 보통 이 치유에서는 손가락을 사용한다. 손가락을 치유하고자 하는 부위에 확고하게 올려놓은 다음, 팔의 근육이 만든 떨리거나 진동하는 움직임을 손에 전달한다. 이 움직임은 수련으로 습득되는데, 처음에는 다소 어렵다. 이 기법은 가장 강력한 형태의 치유이고, 환자는 전기가 흐르는 것 같은 느낌을 받는다. 손목으로 환자의 몸을 눌러서는 안 되고, 환자는 치유자의 손의 무게 이상을 느껴서는 안 된다. 진동하기 치유 기법이 알맞게 사용된다면, 그 진동은 치유되는 부위를 관통해야 한다. 그래서 만약 환자 몸의 그 부위 아래쪽에 다른 손을 놓는다면, 치유자는 그 진동을 느낄 수 있어야 한다. 일부 교사는 이 형태의 치유를 수련생들에게 가르치기 위해서 테이블 위에 물이 든 물컵을 올려놓고서 그들에게 테이블에 진동하는 움직임을 만들라고 지시한다. 알맞은 움직임이 습득되었을 때, 그 물은 중앙에서만 떨리고 좌우로 떨리지는 않을 것이다. 수련생들에게 진동하기 치유 기법을 숙달하는 데 필요한 시간을 주고 주의를 기울이라고 권한다. 왜냐하면 일단 습득하면 그 기법이 놀라운 효과를 발휘한다는 사실을 알게 될 것이기 때문이다.

2. 호흡법, 즉 숨으로 프라나 전달하기 기법

호흡 치유 기법은 놀라운 효과가 있기에 많은 치유자가 사용해 오고 있다. 이 형태의 치유법 또한 선사 시대 이래로 알려져 왔다. 아르노비우스(Arnobius)는 이집트인들이 매우 성공적으로 질병을 치유하는 데 이 기법을 사용했다고 전했고, 일부는 이 기법이 어루만지기 기법이나 손을 올려놓는 기법보다 우수하다고 주장했다. 메르클린(Mercklin)은 자신의 『의학 논고(*Tractatus Medicophycis*)』에서, 분명히 생명이 없던 어떤 어린아이가 한 노파의 호흡으로 생명과 활력을 회복한 사례에 대해 말했다. 보렐(Borel)은 인도의 한 지역에서 이 방법으로 환자를 치유했던 한 유파에 대해 말하며, 오늘날 인도에 환자에게 숨을 불어넣어서 그 환자에게 새로운 생명과 활기를 주는 것처럼 보이는 특정한 사제들이 있다고 한다. 1650년경에 살았던 보렐은, 분명히 죽은 자신의 주인의 몸에 숨을 불어넣음으로써 생명을 되살린 한 하인의 사례를 이야기하면서 다음과 같은 색다르고 재밌는 말을 덧붙였다:

"하나님이 흙으로 빚은 아담의 몸에 숨을 불어 넣어서 생명을 주셨다는 성경 구절을 읽을 때, 인간의 호흡이 그런 결과를 낳는다는 사실이 놀랍지 않은가? 이것은 심지어 오늘날에도 환자를 건강하게 회복시킬 수 있는 신성한 호흡의 한 조각이다.”

스페인에서는 인살마도레스(insalmadores)라 불리는 사람들이 있는데, 그들은 침(타액)과 호흡으로 사람을 치유한다.

호흡 치유에서 치유자가 사용하는 두 가지 일반적인 기법이 있다. 첫 번째는 일반적으로 ‘뜨거운 입김 불어넣기 기법’으로 알려진 것이다. 이 기법은 깨끗한 타월이나 작은 수건을 환부 위에 올려놓은 다음, 반쯤 벌린 입을 환자의 몸 아주 가까이에 대고 눌러서 숨이 빠져나갈 수 없게 하는 것이다. 그러고서 마치 숨이 몸을 뚫고 들어가게 하고 있는 것처럼 천천히 그러나 확고하게 숨을 불어넣어라. 타월이 아주 따뜻하게 될 것이고, 환자는 분명히 열기를 느끼게 될 것이다. 이 치유법의 또 다른 형태는 환자의 몸에서 대략 3센티미터 정도의 거리에 입을 유지하고서, 겨울에 손을 따뜻하게 데우기 위해 하는 것과 꼭 마찬가지로 환부에 숨을 불어넣는 것이다. 두 번째 기법은 입을 오므리고서 마치 촛불을 불어서 끄려고 하는 것과 꼭 마찬가지로 30센티미터나 그 이상의 거리에서 숨을 내부는 것이다. 이 기법은 진정시키는 효과가 있고, 심지어 졸음이 오게도 한다. 또한 과도한 학습 등으로 인해 복잡해진 머리를 맑게 하는 데도 유용하다.

3. 응시법, 즉 눈으로 프라나 전달하기 기법

눈으로 하는 치유 또한 일부 치유자는 많이 선호하는데, 그들은 다음의 방식을 사용한다. 그들은 시선으로 환자나 환부 위를 '훑어보'아서, 문자 그대로 '눈빛'으로 환자를 씻겨낸다.

생기 에너지는 종종 손수건 등과 같은 중간 매개물을 통해 전달되고, 이 매개물은 마치 사람 자신이 치유되고 있는 것과 꼭 마찬가지로 '마그네티즘을 띠게' 되거나 '처치된'다. 손수건 등과 같은 대상을 '처치하'거나 '마그네티즘화'하기 위해서 치유자는 그 대상이 과충전되었다고 '느낄' 때까지 그 대상 위에서 패스법, 즉 손으로 프라나 전달하기를 해야만 하고, 과충전의 느낌이 들 때 노력을 그만해도 된다. 환자가 소지한 매개물은 서서히 마그네티즘을 방사하는 것처럼 보이고, 며칠이 지난 후에는 마그네티즘이 소진된 것처럼 보인다. 일부 치유자는 잠시 동안 양손 사이에 매개물을 쥐고서 '마그네티즘화'한다.

여러 가지 치유법을 사용하여 치유할 때, 앞서 언급한 바와 같이 항상 '어루만지기 기법'으로 마무리하는 것이 좋다. 이는 환자를 진정시키고 안정시키며 평온하게 만든다. 치유 후에 반드시 환자를 '평온하게' 만들어야만 한다. 이러한 것들은 곧

치유자에게 '직관적으로' 일어나게 될 것이고, 결국 자신의 경
험으로만 배울 수 있는 무언가가 있다. 똑같은 치유법으로 환
자를 치유하는 치유자는 없다. 이러한 방향으로 자신의 직감
을 따르는 것을 두려워하지 마라.

<u>Chapter VIII. Pranic Breathing</u>

제8장 프라나 호흡

프라나 호흡법은 프라나 치유에서 매우 중요한 역할을 한다. 이 호흡법은 프라나의 공급을 증가시켜서 환부에 배분하는 수단 또는 방법이다.

프라나 호흡법은 모든 자연 전체에 걸쳐 언제나 분명하게 보이는 끊임없는 진동에 기반을 둔다. 모든 것은 끊임없이 진동한다. 우주에는 휴식이 없다. 행성에서부터 원자에 이르기까지 모든 것은 움직이고 있고 진동하고 있다. 만약 하나의 작은 원자조차 진동하기를 그친다면, 대자연의 균형은 깨질 것이다. 끊임없는 진동을 통해서 우주의 일은 수행된다. 힘이나 에너지는 계속 물질을 이용해서 생명 현상을 만들어내고 있다.

인체의 원자들은 지속적인 진동 상태에 있다. 진동과 움직임은 인체 조직의 모든 곳에서 뚜렷하게 보인다. 몸의 세포는 끊임없이 파괴되고 대체되며 변화된다. 모든 곳에서 언제나 변화, 변화한다.

리듬은 우주에 편재한다. 가장 큰 태양에서부터 가장 작은 원자에 이르기까지 모든 것은 진동하고 있고, 제 각각 자신만의 특정한 진동률을 가지고 있다. 행성들이 태양 주위를 도는 것, 파도의 오르내림, 심장의 박동, 조수의 간만, 이 모두는 리듬의 법칙을 따른다. 성장과 변화 모두에서 이 법칙을 확실히 볼 수 있다.

우리의 몸은 다른 모든 형태의 물질과 마찬가지로 이 법칙의 지배를 받는다. 그리고 호흡에 대한 요가 수행자의 이론과 프라나 치유는 이 리듬의 법칙에 대한 이해에 크게 의존한다. 몸을 구성하는 원자들의 리듬과 어울림으로써 요가 수행자는 엄청난 양의 프라나를 흡수하고, 이것을 사용하여 자신이 원한 결과를 가져온다.

당신이 차지하고 있는 몸은 바다에서 육지로 들어오는 작은 만(灣)과 같다. 비록 겉보기에는 몸 자체의 법칙에만 지배받는 것 같지만, 사실 대양의 밀물과 썰물의 지배를 받는다. 거대한 생명의 바다는 팽창하고 수축하고 있고, 상승하고 하강하고 있다. 우리는 그 바다의 진동과 리듬에 반응하고 있다.

정상 상태에서 우리는 거대한 생명의 대양의 진동과 리듬을 받아들이고 그것에 반응하지만, 때때로 그 작은 만의 입구가 파편들로 가득 차게 되는 것 같고, 어머니 대양으로부터 오는 자극을 받아들이지 못하게 되어서 우리 안에 부조화가 나타난다.

바이올린의 한 음이 만일 반복적이고 리듬감 있게 소리를 내는 경우, 그 한 음의 소리가 머지않아 다리를 파괴할 진동을 일으키기 시작할 것이라는 이야기를 들어보았을 것이다. 군(軍)의 연대 병력이 다리를 건널 때도 마찬가지 결과가 발생하기 때문에, 그러한 상황에서 진동이 다리와 연대 모두를 내려앉게 하는 일을 초래하지 않도록 항상 '걸음을 멈춰'라는 명령을 한다. 리듬감 있는 움직임이 갖는 영향이 이렇게 나타나는 것을 보면, 리듬감 있는 호흡이 몸에 미칠 영향에 대해 생각하게 될 것이다. 몸 전체 시스템은 진동을 감지하고 의지와 조화를 이루게 되고, 이는 폐의 리듬감 있는 움직임을 발생시키는 한편, 그러한 완전한 조화 속에서 의지가 내리는 명령에 쉽게 반응할 것이다. 이와 같이 몸이 조율되어서 요가 수행자는 몸의 어느 부위에서든 순환을 증가시키는 데 어떤 어려움도 없다는 것을 알게 되고, 같은 방식으로 증가된 신경 에너지의 흐름을 통제하여 몸의 어느 부위나 기관으로로든 보내어서 거기를 강화하고 자극할 수 있다.

같은 방식으로 요가 수행자는 리듬감 있는 호흡으로 이를테면 '흔들림을 잡는다.' 그리고 그는 엄청나게 증가한 양의 프라나를 흡수하고 통제할 수 있으며, 그때 의지대로 그것을 사용할 수 있다. 그는 다른 사람에게 프라나를 보내기 위한 수단으로 호흡을 사용할 수 있고, 사용한다. 리듬감 있는 호흡은 정신적 치유, 마그네틱 치유 등의 가치를 수백 퍼센트 증가시킬 것이다.

리듬감 있는 호흡을 습득하는 데 있어서 중요한 것은 정신적 관념 즉 리듬이다. 음악에 대해 조금이라도 아는 사람들은 수를 센다는 관념이 익숙하다. 다른 사람들에게 군인의 리듬감 있는 걸음, 즉 '왼발, 오른발', '왼발, 오른발' 또는 '하나, 둘, 셋, 넷', '하나, 둘, 셋, 넷'이라는 구령이 그러한 관념을 전달한다.

요가 수행자는 자신의 심장박동에 상응하는 단위에 리듬을 맞춘다. 심장박동은 사람마다 다양하다. 그래서 각 개인의 심장박동 리듬의 길이는 개별적으로 알맞은 호흡 리듬의 기준이 된다. 맥 위에 손가락을 대고 평상시 심장박동을 확인하라.

그런 다음 " '1, 2, 3, 4, 5, 6', '1, 2, 3, 4, 5, 6' " 등으로, 리듬이 확고히 마음에 각인될 때까지 수를 센다. 약간만 수련하면 그 리듬이 체득되어서 쉽게 그것을 다시 할 수 있다. 초보자는 대개 약 여섯 번의 박동 길이 단위로 숨을 들이쉬지만, 반복적이고 지속적으로 수행하면 박동 길이의 단위수(數)를 상당히 늘릴 수 있다.

리듬감 있는 호흡을 위한 요가 수행자의 규칙은 들숨과 날숨의 호흡 단위가 같아야 하고, 들숨 후 멈춘숨과 호흡 사이 즉 날숨 후 멈춘숨의 단위는 들숨과 날숨의 단위수의 절반이 되어야 한다.[14]

리듬감 있는 호흡에서 아래의 행법은 완전히 숙달되어야만 한다. 왜냐하면 이 행법은 나중에 언급하게 될 수많은 다른 수행법의 기초를 형성하기 때문이다.

■ 리듬감 있는 호흡법

(1) 편안한 자세로 서거나 바르게 앉는다. 어깨는 살짝 뒤쪽 아래로 당기고 손은 무릎 위에 가지런히 편안하게 둔 상태로,

---

14) 다시 말해, '들숨 → 멈춘숨 → 날숨 → 멈춘숨'을 반복하는 것이고, 이때 각 숨의 단위 비율은 '들숨:멈춘숨:날숨:멈춘숨 = 2:1:2:1'이다.

가슴·목·머리를 가능한 거의 일직선이 되도록 하라. 이 자세에서 체중은 대부분 늑골로 지탱된다. 따라서 이 자세를 쉽게 유지할 수 있다. 요가 수행자는 수련자가 가슴을 움츠리고 복부를 내민 자세를 한 채로는 리듬감 있는 호흡이 주는 최상의 효과를 얻을 수 없다는 사실을 발견했다.

(2) 천천히 깊게 숨을 들이쉬면서 여섯 맥박 단위를 세라.[15]

(3) 호흡을 멈추고 세 맥박 단위를 세라.

(4) 콧구멍을 통해서 천천히 숨을 내쉬면서, 여섯 맥박 단위를 세라.

(5) 호흡 사이 즉 날숨 후 호흡을 멈추고 세 번의 맥동을 세라.

(6) 여러 차례 반복하라. 그러나 처음 시작할 때 피곤할 정도로는 하지 마라.

(7) 행법을 마칠 준비가 됐을 때 정화 호흡을 하라. 이 호흡법은 당신을 쉬게 하고, 폐를 정화할 것이다.

약간 수련한 후에 들숨과 날숨의 지속 시간을 늘릴 수 있을 것이고, 마침내는 약 열다섯 맥박 단위까지 할 수 있게 될 것이다. 이렇게 증가될 때, 들숨과 날숨 후 멈춘숨의 단위는 들

---

15) 앞서 설명된 것으로, 한의원에서 맥을 짚듯이 손목 위에 손가락을 대고 맥이 뛸 때마다 '하나, 둘, 셋, 넷 …'하고 마음속으로 센다. 따라서 여섯 맥박 단위란 맥박이 뛰는 것, 즉 맥동을 '하나'에서 '여섯'까지 세는 것을 의미한다.

숨과 날숨 단위의 절반이 된다는 사실을 기억하라.[16]

호흡의 지속 시간을 증가시키기 위해 노력할 때 과도하게 하지 말고, 호흡의 '리듬'을 습득하는 데 가능한 한 많은 주의를 기울여라. 왜냐하면 호흡의 길이보다 리듬이 더 중요하기 때문이다. 움직임의 알맞은 '진폭'을 습득할 때까지, 그리고 몸 전체에 걸쳐 진동 운동의 리듬을 대부분 '느낄' 수 있을 때까지 수련하고 노력하라. 약간의 수련과 인내가 필요하겠지만, 발전할 때의 즐거움은 그 과제를 쉽게 만들 것이다. 요가 수행자들은 가장 인내심 있고 끈기 있는 사람들이고, 그들의 위대한 성취는 대부분 이러한 자질을 가지고 있기 때문에 가능하다.

다음의 내용은 프라나 치유에서 호흡을 사용하는 데 대한 일반적인 지침을 제공한다:

---

16) 자세히 말해보자면, 열다섯 맥박 단위를 기준으로 '들숨 → 멈춘숨 → 날숨 → 멈춘숨'의 비율이 15:7.5:15:7.5라 할 수 있다. 그러나 실제 수련에서는 들숨과 날숨을 짝수 단위로 하여서 멈춘숨의 비율이 보다 정확해지도록 하는 편이 좋다. 가령 열여섯 맥박 단위까지 늘려서, 16:8:16:8을 만드는 편이 수련하는 데 좀 더 용이하다.

　기억해야 할 주요 원리는 리듬감 있는 호흡과 통제된 생각으로 상당한 양의 프라나를 흡수할 수 있고, 또한 다른 사람의 몸으로 전달할 수도 있어서, 약화된 부위와 기관들을 자극하고 건강하게 하며 병든 상태를 몰아낼 수 있다는 것이다. 당신은 먼저 원하는 상태에 대한 아주 명확한 정신적 이미지를 형성하는 법을 배워야만 한다. 그러면 실제로 프라나가 유입되는 것을 느낄 수 있고, 그 힘이 팔을 따라 내려와 손가락 끝에서 나와 환자의 몸속으로 들어가는 것을 느낄 수 있게 될 것이다. 리듬이 잘 확립될 때까지, 몇 차례 리듬감 있게 호흡하라. 그런 다음, 양손을 환자의 환부 위에 얹어 놓고서, 그 부위에서 가볍게 쉰다는 느낌으로 두라. 더러운 물이 담긴 통에 깨끗한 물을 쏟아부으면 마침내 더러운 물이 사라지는 것과 꼭 마찬가지로, 리듬감 있게 호흡하면서 병든 기관이나 부위로 프라나를 적절히 '주입'하고 있고 거기를 자극하고 있으며 병든 상태를 사라지게 하고 있다는 정신적 이미지를 유지하라.[17] '펌프질'의 정신적 이미지를 또렷이 유지할 수 있다면 이 방법은 매우 효과적인데, 들숨은 펌프의 손잡이를 들어올리는 것을, 날숨은 실제로 물을 퍼 올리는 것을 나타낸다. 이

---

17) 이렇게 정신적인 이미지를 만들고 유지하는 것을 흔히 '심상화'라고 표현한다. 즉 이 두 기법을 같은 것으로 이해해도 무방하다.

런 식으로 환자는 프라나로 가득 차게 되고, 질병 상태는 사라진다. 마치 질병 상태를 떨쳐버리는 것처럼 가끔씩 손을 들고 손가락을 '털어'라. 이따금 이렇게 하는 것이 좋고, 또한 치유 후에 손을 씻는 것도 좋다. 왜냐하면 그렇게 하지 않을 경우, 환자의 질병 상태를 아주 조금 떠안을 수도 있기 때문이다. 치유 중에는 프라나가 지속적인 하나의 흐름으로 환자에게 쏟아지도록 두고, 자신을 환자와 프라나의 우주 공급원을 연결하는 펌프가 되게 하고서, 프라나가 당신을 통해 자유롭게 흐르게 하라. 손을 활발하게 움직일 필요는 없고, 그저 프라나가 자유롭게 환부에 도달하는 것만으로도 충분하다. 치유 중에 정상적인 리듬을 유지하고 프라나가 자유롭게 통과할 수 있도록 하기 위해서, 리듬감 있는 호흡을 자주 수련해야만 한다. 손은 맨 피부 바로 위에 두는 편이 더 좋지만, 바람직하지 않거나 가능하지 않은 부위는 옷 위에 손을 놓아라. 치유하는 동안 가끔은 위에 언급한 방법을 변형해서, 손가락을 약간 벌리고 손끝으로 천천히 부드럽게 몸을 어루만져라. 이렇게 하면 환자는 상당히 진정된다. 치유가 오래 계속되는 경우에 "나가, 나가" 또는 경우에 따라서는 "강해져, 강해져"와 같은 말로 정신적인 명령을 내리는 것이 치유에 도움이 된다는 것을 알게 될 것이다. 그런 말들은 당신이 의지를 더욱 강력하고 간결하게 행사하는 데 도움이 될 것이다. 상황이 필요로 하는 데

맞게 이 가르침들을 변형하라. 그리고 자신의 판단력과 창조력을 사용하라. 우리는 일반적인 원리를 가르쳐 주었고, 당신은 그것을 수백 가지 방식으로 다르게 적용할 수 있다.

만일 주의 깊게 연구하고 적용한다면 명백하게 단순한 위의 가르침은 마그네틱 치유의 선도적인 '치유사들'이 할 수 있는 모든 것을 당신이 해낼 수 있게 할 것이다. 비록 그들의 '치유 체계'가 다소 다루기 어렵고 복잡하지만. 그들은 프라나를 무지하게 사용하고 있고 프라나를 '마그네티즘'이라고 부르고 있다. 만일 리듬감 있는 호흡과 '마그네틱' 치유를 결합한다면, 그들은 효과를 두 배로 높일 수 있을 것이다.

제9장 프라나 치유

다음과 같이 양손을 준비하여 치유를 시작하는 것이 좋다:

■ 손 준비하기

몇 분 동안 두 손을 맞대고 힘차게 문질러라. 그런 다음, 양손에서 형언할 수 없는 '생동감'과 충만한 에너지가 느껴질 때까지, 잠시 이리저리로 흔들어라. 양손을 꽉 쥐었다가 재빨리 펴기를 여러 번 반복하라. 그러면 양손이 놀랍도록 자극될 것이다. 지금 시작하라. 그리고 그 에너지가 어떻게 양손으로 전달되는지 보라.

일부 프라나 치유자는 일반 치유법으로 알려진 것에 많은 시간을 기울이는 반면, 다른 치유자들은 가끔씩만 일반 치유법을 사용하고, 더 많은 시간을 환부에 대한 특수 치유법에 쏟는다. 그러나 어쨌든 자주 하는 일반 치유법보다 더 좋은 것은 없다. 왜냐하면 이 치유법은 몸의 순환을 원활하게 하고, 모든 근육과 신경 그리고 부위를 자극하고, 몸 전체가 회복된 에너지와 생기로 기능하게 하며, 정상 상태와 기능을 회복하는데 실질적인 도움을 주기 때문이다.

1. 일반 치유법

환자를 엎드리게 하고, 가슴 아래에 베개를 놓아서 턱이 편안하게 쉴 수 있게 하라. 그리고 팔은 편안한 자세로 두는데, 가급적 양옆으로 늘어뜨린다.

그런 다음, 엄지손가락과 집게손가락을 척추 즉 '등뼈' 양옆에 놓아서, 척추가 두 손가락 사이에 위치하게 하라. 그러고 나서, 손가락을 천천히 그리고 확고하게 척추를 따라서 아래로 내려라. 통증이 있는 어떤 관절을 발견한다면, 당신은 척추에서 나오는 신경의 일부가 정체되었고, 일부 기관이나 부위가 그로 인해 고통받고 있다는 것을 알게 될 것이다. 인접 지점들보다 훨씬 더 차거나 따뜻한 지점을 인지한다면, 당신은 척추 부위에 약간의 근육 수축이 있고, 그 수축이 신경 센터들의 순환에 영향을 미치며, 그것 때문에 그 신경이 미치는 몸의 일부 부위에 통증과 비정상적인 활동이 발생한다는 사실을 알게 될 것이다. 세심한 손기술과 자극하는 진동으로 특별하게 치유하기 위해서 이 지점들을 기억하라. 그런 후엔, 환자가 등을 대고 눕게 하고, 그의 몸 전체 위로 손을 지나가게 하면서, 수축 부위, 통증이 있는 지점, 부어오른 곳 등 모두를 차례로 알아차린다.

1) 척추 치유법

환자에게 다음과 같이, 척추 치유를 철저하게 하는 것으로 실제적인 일반 치유법을 시작하라:

척추 즉 등뼈 전체를 부드럽고 주의 깊게 수기 치유하라. 목에서 시작하고 점차 아래로 내려가면서 앞서 언급한 바와 같이 통증 부위나 명백히 차갑거나 뜨거운 지점에 특별한 주의를 기울여라. 먼저, 척추의 한쪽에서 아래로 내려간 다음, 다른 쪽에서 내려가며 각 지점에서 주의 깊게 수기 치유하라. 그런 다음, 척추를 따라서 진동 치유법을 해주고 부드러운 어루만지기로 마쳐라. 그러면 환자가 아주 편안하게 느낄 것이다.

2) 목 치유법

그런 후에, 다음과 같이 목을 치유하라:

목의 뒷부위 근육을 충분하게 주무르고 목의 앞부위를 부드럽게 수기 치유하면서 시작하라. 이 치유법은 뇌로 오가는 순환을 자유롭고 원활하게 하는 데 도움이 된다.

3) 어깨와 팔 치유법

그런 다음, 연속해서 어깨와 팔을 수기 치유하고, 어깨부터 아래로 손끝까지 내려오면서 팔을 어루만지며 마무리하라.

4) 가슴, 등, 옆구리 치유법

그다음에, 잇달아 가슴과 등, 옆구리를 수기 치유하고, 언제나 어루만지기 기법으로 마무리하라. 환자에게 진동 요법이 바람직하고 편안함을 주는 것 같을 때면 언제나 진동 기법을 적용하라. 적절하다고 여겨지면 몸의 굳은 부위에 두드리기 기법을 적용하라.

5) 다리 치유법

그런 다음, 팔에 했던 것과 똑같은 치유 기법을 다리에 하고, 언제나 어루만지기로 마무리하라.

6) 특별한 부위 치유법

그 후에, 특별한 부위 즉 통증과 질병이 있는 부위에 앞 장에서 설명한 가르침을 따라서 적절한 것으로 보이는 다양한 치유법을 적용하라. 좋은 방법은 오른손을 명치 즉 태양신경총 위에 놓고 왼손을 등의 가운데 아래에 두고서 몇 분 동안 프라나 즉 생기 에너지의 흐름이 몸을 통과하여 흐르게 하는 것이다. 치유할 때 환자가 통증을 느끼는 경우에는 열감이 잘 나게 될 때까지 양손을 서로 힘차게 문질러서 열이 나게 한 다음, 오른손을 통증 부위에, 왼손은 몸의 반대편 즉 반대쪽 부위에 두고서, 에너지의 흐름이 통증을 사라지게 할 것이라고 정신적으로 의도하라. 특수 치유법이든 일반 치유법이든 항상 어루만지기 기법으로 마무리하라. 이 기법은 환자를 진정시키고 순환을 원활하게 한다. 당신은 어루만지기 기법의 굉장한 효과에 놀라게 될 것이다.

일반 치유를 하는 동안 때때로 멈추고서 양손을 환자의 몸에, 구체적으로 말해서 오른손은 몸의 앞면에, 왼손은 몸의 뒷면에 올려놓아라. 이렇게 하면 에너지가 충분히 자유롭게 흘러서 치유하려는 부위에 도달한다.

2. 증상별 치유법

1) 변비

이 질병은 일반 치유법과 간과 복부 부위에 대한 특수한 수기 치유법으로 다룬다. 또한 이 경우에는 간과 장(창자)에 대한 진동 요법도 매우 효과적이다. 앞서 언급한 바와 같은 에너지 흐름이 환부를 통과하여 지나가는 치유 형태를 경시해서는 안 된다. 어루만지기 기법으로 마무리하라. 변비는 종종 수분이 충분히 공급되지 못해서 발생하므로, 환자에게 물을 더 많이 마시라고 꼭 권고하라. 『하타 요가 입문』의 이 주제에 대한 장을 읽어보라.[18]

2) 소화 불량

이 문제는 변비 치유에서 설명한 것과 유사한 특수 치유법과 결합하여 일반 치유법으로 치유하는 데, 소화 기관을 통과하여 가는 에너지의 흐름에 특별한 주의를 기울인다.

3) 설사

설사는 프라나 치유법으로 완화될 수 있고, 때때로 거의 즉각적으로 치유될 수도 있다. 이 문제를 치유할 때는 매우 부드럽게 하고 수기 치유법을 피하라. 그리고 어루만지기 기법, 환부를 관통하여 에너지가 지나가게 하기 등으로 움직임을 제한하고, 아래의 설사를 위한 특수 치유법과 결합하여 치유한다. 이 특수 치유법은 내장신경으로 알려진 것의 신경 에너지를 원활화하는 것으로 구성되는데, 이 신경은 때때로 놀란 말처럼 '달아나버리는' 능력이 있는 것처럼 보인다. 이 특수 치

---

18) 『하타 요가 입문』에서 수분의 섭취와 관련해서는 '제12장 충분한 수분 공급', 배설과 관련해서는 '제13장 원활한 배설 작용'을 참조하길 바란다.

유법은 내장신경에 압력을 가해서 그 신경을 회복시키는 것 같다. 특히, '속도를 늦춰'라는 확고한 명령과 함께 치유자의 마음이 그 지점으로 향하게 된다면, 보다 효과가 있게 될 것이다. 다음은 이 치유법을 적용하는 최상의 방법이다:

환자가 등을 바닥에 대고 눕게 하라. 그런 다음, 양손을 환자의 양쪽 아래에 두고, 손가락을 그의 마지막 갈비뼈 바로 아래의 척주 양쪽 옆에 두라. 그를 몇 인치(대략 8~17센티미터) 정도 들어 올리고, 그의 체중이 치유자의 손가락에 실려서 어깨와 '엉덩이'가 침대에 놓여 등이 아치 모양이 되게 한다. 서둘지 말고 천천히 움직여라. 치유하는 동안 환자가 모든 근육을 이완하게 하라. 약 15분 정도 환자가 휴식을 취하게 한 다음, 만일 설사가 없어지지 않는다면 그에게 다른 치유법을 제공하라. 어루만지기 기법으로 치유를 마무리하라. 당신은 치유하는 동안 설사가 빠르게 사라지는 걸 보고 놀라게 될 것이다. 치유하는 동안 마음을 계속 그 질환에 집중하면서 '속도를 늦춰'라는 강력한 생각을 내보내야만 한다.

4) 간 질환

이 병은 간 부위에 대한 수기 치유 형태의 특수 치유법, 즉 병소에 대한 진동 기법을 동반한 일반 치유법으로 치유한다. 어루만지기 기법으로 이 치유를 마무리한다는 점을 잊지 마라.

5) 신장 질환

이 질환은 특수 치유법을 신장 부위에 대해 한다는 점을 제외하면, 간 문제와 유사한 방식으로 치유한다.

6) 류머티즘

류머티즘은 환부에 대한 특별한 주무르기 기법과 수기 치유법을 동반한 일반 치유법으로 치유한다.

7) 신경통

신경통은 환부에 대한 특별한 주무르기 기법과 수기 치유법을 동반한 일반 치유법으로 치유한다.

8) 성기능 약화로 인한 발기부전

이 문제는 일반 치유법과 특수한 수기 치유법 그리고 등뼈 즉 척주의 아래 부위와 '엉덩이' 윗부위에 대한 활성화로 치유한다.

9) 여성 질환

이 병은 일반 치유법과 병소 주변 부위에 대한 부드러운 특수 치유법으로 큰 효과를 볼 수 있고, 환부에 대한 진동 기법을 할 때는 특별하게 주의를 기울인다.

■ 치유에 대한 일반 지침

위의 치유 형태들은 단지 일반적인 지침으로 제공되었다. 치유자는 자신의 작업에 관심이 있는 모든 치유자에게 발생하는 '직관'적 감각을 따라야만 하고, 이 감각은 '치유'하려는 진지한 열망을 가진 사람들에게 대자연이 부여한 특별한 감각인 것 같다. 이것은 당신에게도 생길 것이고, 그때 당신은 우리가 말하는 것보다 훨씬 더 잘 그것을 이해하게 될 것이다. 가장 먼저 해야 할 일은 앞 장에서 설명된 모든 형태의 치유법을 철저하게 숙지하는 것이다. 그러면 음식을 입으로 가져갈 때, 옷을 입을 때 등등의 때에 손을 사용하는 것과 꼭 마찬가지로, 자연스럽고 쉽게 각각의 움직임을 할 수 있다. 이런 식으로 움직임들을 습득했다면, 이를테면 그 움직임들이 제2의 본성이 되었다면, 그때 당신은 각각의 경우에 다른 것들보다 우선적으로 특정한 동작이나 움직임을 사용하고 싶다는 느낌을 스스로 발견하게 될 것이다. 그리고 당신은 각 경우의 요구 사항이 어떤 책이나 교사가 가르치는 어떤 정해진 규칙이나 지침을 따르는 것보다 이런 식으로 훨씬 더 잘 충족된다는 사실을 알게 될 것이다. 만일 이 작업에 착수한다면, 어떤 다른 감각들과 꼭 마찬가지로 실재하는 '치유 감각'이 있다는 것을 알아차리게 될 것이다. 그러나 다음을 기억하라. 모든 개개의 움직임과 치유 형태에 대한 자세한 사항들을 철저하게 숙지하라. 당신을 기꺼이 도와주고자 하는 일부 친구나 친척에게 연습하라. 이런 식으로 몇 분간 실제로 연습하는 것이 여러 페이지의 지침보다 가치가 있다. 자신과 자신을 통해 흐르는 힘에 확신을 가져라. 그러면 성공할 것이다.

3. 원격 치유법

보내는 사람 즉 치유자의 생각으로 물든 프라나는 그것을 받을 의향이 있는 멀리 떨어져 있는 사람들에게 투사될 수 있고, 이런 식으로 치유 작업이 이루어진다. 이것이 '원격 치유'의 비밀이고, 서구 세계에서 이 치유법은 지난 몇 년 동안 매우 많이 회자되어 왔다. 치유자는 자신의 생각으로 프라나를 물들이고 내보내는 데, 그 프라나는 공간을 가로질러 통과해서 환자의 생기 에너지 메커니즘에 자리잡는다. 프라나는 보이지 않고, 마르코니(Marconi) 전파처럼 중간의 장애물들을 통과하여 자신을 받아들이는 데 맞춰진 사람을 찾아낸다. 멀리 떨어져 있는 사람을 치유하기 위해서는 그 사람과 자신이 공명한다고 느낄 수 있을 때까지 그 사람에 대한 정신적 이미지를 형성해야만, 즉 그를 심상화해야만 한다. 이것은 치유자의 정신적인 형상화에 의존하는 요가적 전인치유의 과정이다. 이것이 확립되었을 때 당신은 공명의 감각을 느낄 수 있고, 이것은 가까움의 감각으로 나타난다. 이 감각은 우리가 묘사할 수 있을 만큼 분명한 것이다. 이 감각을 약간의 수련으로 습득할 수 있고, 어떤 사람들은 첫 시도에서 얻게 될 것이다. 공명이 확립되면, 멀리 떨어져 있는 환자에게 정신적으로 "저는 지금 생기 에너지 또는 힘을 당신에게 공급하고 있습니다. 이것은 당신을 활력 있게 하고 치유할 것입니다."라고 말하라. 그런 다음, 리듬감 있는 호흡으로 숨을 내쉴 때마다 프라나가 마음을 떠나 즉각적으로 공간을 가로질러서 환자에게 도달하여 그를 치유하는 이미지를 마음속에 그려라. 치유를 위해서 특정한 시간을 정할 필요는 없지만, 원한다면 그렇게 해도 된다. 당신의 생기 에너지를 기다리고 있고 그 에너지에 자신을 완전히 열어놓고 있는 수용적인 상태의 환자는 당신이 진동을 보낼 때마다 그 진동을 받아들일 수 있도록 자신을 조율한다. 만일 치유 시간을 합의했다면, 그가 이완된 태도와 수용적인 상태로 자신을 두게 하라. 위 내용은 서구 세계의 '원격 치유'에 대한 중요한 근원적인 원리이다. 약간의 수련으로 당신도 저명한 치유자들만큼 이러한 치유를 할 수 있을 것이다.

Chapter X. Auto-Pranic Treatments

제10장 자가 프라나 치유

한 사람이 다른 사람을 프라나 에너지로 치유하는 것이 가능할 뿐만 아니라, 또한 같은 방식으로 상당히 효과가 있게 자신을 치유할 수도 있다. 언뜻 생각하기에 이 말은 이상하게 들릴 수 있다. 왜냐하면 프라나 치유의 근본 원리가, 치유자가 프라나 에너지를 환부에 공급해서 그 부위의 프라나 결핍을 보충하는 것처럼 보이기 때문이다. 이것은 사실이지만, 치유자가 우주적 공급원으로부터 프라나를 끌어와서 그 프라나를 환부에 공급한다는 점을 기억한다면, 이 방법으로 자신을 치유할 수 있다는 것을 알게 될 것이다. 실제로 일부는 프라나의 결핍이 어떤 수축이나 정체 상태로 인해 프라나가 균등하게 공급되지 않는 사실에 있고, 프라나 치유의 실제 과정이 인체 시스템 전반에 프라나를 균등하게 하거나 배분하는 것으로 이루어져 있다고 주장한다. 어쨌든 누구나 자가 프라나 치유(auto pranic treatments) 또는 자기 프라나 치유(self-pranic treatments)로 자신에게 도움을 줄 수 있다.

정확하게 이 치유를 하기 위해서 치유자는 프라나 기법으로 다른 사람들을 치유하는 것과 관련된 앞선 장들에서 언급되어 있는 움직임이나 치유 형태를 숙달해야 한다. 그런 다음, 그들에게 이 움직임을 재연하려 노력해야 한다. 프라나 호흡으로 시작한 치유자는 자신의 신경센터들을 신선한 프라나로 가득 채워야 한다. 그러고 나서, 일반 치유법의 방식으로 자신의 인체 시스템 전반에 그 프라나를 재배분하고, 이어서 환부에 대한 특수 치유법을 사용하여 동일한 방식으로 치유한다. 치유자가 이런 방식으로 자신에게 얼마나 많은 도움이 되는지, 그리고 그러한 치유 이후에 자신이 얼마나 활기와 건강함을 느끼게 될 것인지, 정말 놀라운 일이다.

물론, 다른 사람을 치유할 수 있었던 것처럼 '수월하게' 자신을 치유할 수는 없다. 왜냐하면 다른 사람처럼 자신을 '다룰' 수 없기 때문이다. 그러나 약간의 수련과 치유법의 적용에서 얼마쯤의 창의력을 발휘한다면 놀라운 효과를 거두게 될 것이다.

수기 치유법, 즉 주무르기 기법과 어루만지기 기법과 진동 기법 그리고 많은 다른 형태와 다른 단계의 치유법은 성공적으로 실천될 수 있다. 여기서 이 치유법들을 상세히 설명할 필요는 없다고 생각한다. 왜냐하면 이는 앞선 장들에서 설명한 치유 형태들에 대한 반복일 뿐이기 때문이다. 말할 수 있는 전부는, 만일 앞선 장들에 제공된 지침들에 충분히 숙달된다면, 단지 '단순'하고 '명료'하기 때문에 당신이 간과할 위험이 있을 수 있는 완화와 치유의 강력한 원천을 자유자재로 쓸 수 있을 것이라는 사실이다. 우리는 이런 방식으로 자신을 성공적으로 치유했던 많은 사람에 대해 알고 있고, 누구나 그와 같이 할 수 있다는 것을 안다. 줄 수 있는 최상의 가르침은 이미 제공한 지침들에 따라서 시작하고 실천하라는 것이다. 호흡 수련을 소홀히 하지 마라. 왜냐하면 전체 치유법의 기초가 거기에 있기 때문이다.

자, 이 장은 짧으며, 여러분 중 많은 사람은 이 장의 내용을 '부풀려' 놓았을 때 부여했을 중요성만큼의 중요도를 이 장에 두지 않을 수도 있다. 그러나 주의 깊게 읽는다면 이 장에 매우 가치 있고 중요한 진실의 힌트가 담겨있다는 사실을 알게 될 것이고, 만일 이 힌트를 받아들인다면 놀라운 결과에 이를 것이라고 확신한다. 가장 평범한 것이 종종 가장 가치 있지만, 아! 그 평범한 것을 소홀히 한다. 왜냐하면 가장 평범한 것들은 매우 예사롭고 단순하기 때문에, 더 복잡하고 멋진 것처럼 보이는 정말 좋지 않은 다른 것들을 쫓아간다. 친구들이여, 이러한 실수를 저지르지 마라.

다음의 수련법들은 자가 프라나 치유법에서 가장 유용한 것들이다.

1. 프라나 배분하기 기법

바닥이나 침대에서 평평하게 누워서, 손을 가볍게 태양신경총(즉 갈비뼈가 분리되기 시작하는 명치)에 올려놓고 완전히 이완된 상태에서 리듬감 있게 호흡하라. 리듬감이 완전히 확립된 후에는, 매 들숨마다 우주의 공급원으로부터 증가된 양의 프라나 즉 생기 에너지를 마실 것이고, 신경 체계에 프라나가 완전히 채워지고 태양신경총에 축적될 것이다. 매 날숨마다 프라나 즉 생기 에너지는 몸 전체 즉 모든 기관과 부위에, 모든 근육과 세포와 원자에, 신경과 동맥과 정맥에 배분되고, 정수리에서부터 발바닥까지 모든 신경을 활성화하고 강화하며 자극하고, 모든 신경센터를 재충전시키고, 인체 시스템 전반에 에너지와 힘과 체력을 보낸다. 노력하여 의지를 사용할 필요는 없다. 그저 만들어내고자 하는 바를 명령한 다음, 그것에 대한 정신적인 상을 만드는 것이 필요한 전부이다. 정신적인 상을 가지고서 고요하게 명령하는 것이 강제적으로 의도하는 것보다 훨씬 낫다. 이런 의도는 불필요하게 힘을 흩어져 사라지게 한다. 위의 수련법은 가장 유용하고, 신경 체계를 엄청나게 생기 넘치게 하고 강화하여서 몸 전체에 편안감을 느끼게 해준다. 이것은 지치거나 에너지가 고갈되었다고 느끼는 경우에 특히 유익하다.

2. 통증 억제하기 기법

눕거나 바르게 앉아서 리듬감 있게 호흡하며 프라나를 들이마시고 있다고 계속 생각하라. 그러고서 숨을 내쉴 때, 순환과 신경의 흐름을 회복하기 위해 프라나를 통증 부위로 보내라. 그런 다음, 통증 상태를 사라지게 하기 위해서 더 많은 프라나를 들이마셔라. 그런 후에 숨을 내쉬면서 통증을 사라지게 하고 있다고 계속 생각하라. 위의 두 가지 정신적 명령을 교대로 내리는데, 한 번의 날숨으로는 통증 부위를 자극하고, 그 다음 번의 날숨으로는 통증을 사라지게 하라. 일곱 차례 호흡을 하는 동안 이것을 계속한 다음, 잠깐 휴식하라. 그러고서 통증이 완화될 때까지 다시 시도하라. 머지않아 완화될 것이다. 일곱 차례의 호흡이 끝나기 전에 많은 통증이 완화된다는 사실을 알게 될 것이다. 손을 통증 부위에 올려놓으면, 더 빠르게 결과를 얻을 수 있다. 프라나의 흐름을 팔 아래로 내려가서 통증 부위로 들어가게 보내라.

3. 순환 조절하기 기법

눕거나 바르게 앉아서 리듬감 있게 호흡하라. 내쉬는 숨과 함께 원하는 어떤 부위, 아마도 불완전한 순환으로 고통받고 있는 부위의 순환을 조절하라. 이 기법은 발이 찬 경우나 두통의 경우에 효과적이며, 두 경우 모두 혈액이 아래로 보내지는데, 첫째 경우에는 발을 따뜻하게 하고, 후자의 경우에는 뇌에 가해지는 너무 큰 압력을 완화시킨다. 두통의 경우에, 먼저 그 통증을 억제하려 한 다음, 이어서 혈액을 아래로 보내라. 순환이 아래를 향해 일어나 때, 종종 다리에서 따뜻한 느낌을 느끼게 될 것이다. 순환은 대부분 의지의 통제하에 있고, 리듬감 있는 호흡은 그 일을 보다 하기 쉽게 만든다.

4. 일반적인 자기 치유 기법

이완된 상태로 누워서 리듬감 있게 호흡하며, 들이쉬는 숨에 프라나가 잘 공급된다고 명령하라. 내쉬는 숨과 함께 환부를 자극하기 위해서 그 환부로 프라나를 보내라. 때때로 질병 상태가 강제로 배출되어 사라진다는 정신적 명령과 함께 숨을 내쉬는 방식으로 이 기법을 변형하라. 이 기법을 할 때 양손을 사용해서 머리에서부터 환부까지 몸의 아래쪽으로 움직여 내려가라. 자신이나 다른 사람을 치유할 때 손을 사용하는 경우, 언제나 프라나가 팔 아래로 흐르고 있고 손가락 끝을 통해 몸으로 들어가 환부에 도달해서 거기를 치유하고 있다는 정신적 이미지를 유지하라. 물론 이 책에서 몇 가지 형태의 질병에 대해 자세히 다루지는 않고 일반적인 지침만 줄 수 있지만, 위 수련법을 약간 수련해서 조금 변형하여 질병의 상태에 맞게 한다면 놀라운 결과를 낼 수 있을 것이다. 일부 요가 수행자는 환부에 양손을 올려놓는 방법을 따른 다음, 리듬감 있는 호흡을 하면서 병에 걸린 기관과 부위 속으로 알맞게 프라나를 주입하여 거기를 자극하고 병에 걸린 상태를 사라지게 하고 있다는 정신적 이미지를 유지한다. 이것은 마치 한 통의 더러운 물에 깨끗한 물을 쏟아부으면, 그 더러운 물이 배출되고 물통이 깨끗한 물로 채워지는 것과 같다. 만일 펌프질에 대한 정신적 이미지, 즉 숨을 들이쉴 때 펌프의 손잡이를 들어올리고, 내쉴 때 실제로 물을 퍼 올린다는 이미지가 명확하게 유지된다면, 이 마지막 방법은 매우 효과적이다.

5. 자신 재충전하기 기법

만일 자신의 생기 에너지가 소진되었고, 재빠르게 새로운 생기 에너지를 축적할 필요가 있다고 느낀다면, 최상의 방법은 두 발을 함께 나란히 가까이 놓고, 어떤 방식으로든 가장 편안한 것 같은 방식으로 양손의 손가락을 깍지 끼는 것이다. 이 기법은, 말하자면 인체 회로를 닫는 것이고, 말단을 통해서 프라나가 새어나가는 것을 막는다. 그런 다음, 리듬감 있게 몇 차례 호흡을 하면 재충전되는 효과를 느끼게 될 것이다.

6. 뇌 자극하기 기법

요가 수행자들은 명료하게 생각하고 추론할 목적으로 뇌의 활동을 자극하는 데 가장 유용한 다음의 기법을 발견했다. 이 기법은 뇌와 신경 체계를 정화하는 데 놀라운 효과가 있다. 정신적인 일에 종사하는 사람들은 이 기법이 일을 더 잘할 수 있게 하는 방향이라는 면, 그리고 또한 고된 정신노동 후에 마음을 다시 활력 있게 하고 맑게 하는 수단이라는 면, 두 면 모두에서 자신들에게 가장 유용하다는 사실을 알게 될 것이다.

바른 자세로 앉아서 척추를 곧게 유지하라. 그리고 눈은 정면으로 향하는 것이 좋고, 양손은 다리의 윗부분에 놓아라. 리듬감 있게 호흡하지만, 보통의 수련에서처럼 양쪽 콧구멍으로 호흡하는 대신에 엄지손가락으로 왼쪽 콧구멍을 막고 오른쪽 콧구멍으로 숨을 들이쉬어라. 그런 다음, 엄지손가락을 떼고 그 손가락(즉 엄지손가락)으로 오른쪽 콧구멍을 막고서 왼쪽 콧구멍으로 내쉬어라. 그러고 나서, 손가락을 바꾸지 않고 왼쪽 콧구멍으로 들이쉬고 손가락을 바꿔서(즉 엄지손가락으로 왼쪽 콧구멍을 막고서) 오른쪽 콧구멍으로 내쉬어라. 그런 후에,

오른쪽 콧구멍으로 들이쉬고 왼쪽 콧구멍으로 내쉬어라. 이렇게 반복하라. 위에서 언급된 바와 같이 콧구멍을 번갈아 사용하면서, 사용되지 않는 콧구멍을 엄지손가락이나 집게손가락으로 막아라.[19] 이것은 가장 오래된 형태의 요가 수행자의 호흡 중 하나이고, 매우 중요하고 귀중하며 습득할 만한 가치가 충분히 있다.

7. 위대한 요가 수행자의 프라나 호흡법

요가 수행자들이 가끔 수련하는 매우 좋아하는 형태의 프라나 호흡법(psychic breathing)이 있고, 위에서 언급한 것과 전반적으로 동일한 산스크리트 용어가 이것에 주어져 있다. 우리

---

19) 여기서 라마차라카는 엄지손가락 또는 집게손가락 중 어느 하나로 양쪽 콧구멍을 번갈아 막는 방식을 취한다. 이 기법이 가장 오래된 형태의 요가 호흡 중 하나라는 저자의 언급처럼, 전통 요가에 이와 유사한 수행법이 있다. 그것은 나디 쇼다나(Nadi Shodhana) 또는 아눌로마 빌로마(Anuloma Viloma)이고, 흔히 교호 호흡이라고 번역한다. 양자는 다소 차이가 있다. 독자들의 이해를 돕기 위해 전통 수행법을 간략히 소개하면 다음과 같다. 나디쇼다나는 일반적으로 손으로 비슈누 무드라(Vishnu Mudra)를 하는 것, 즉 손을 편 상태에서 집게손가락과 가운뎃손가락을 접어 두 손가락의 끝부분이 손바닥에 닿게 한 형태로 만드는 것으로 시작한다. 그런 다음, 엄지손가락은 오른쪽 콧구멍을, 약손가락은 왼쪽 콧구멍을 막는 데 사용한다. 그리고 항상 엄지손가락으로 오른쪽 콧구멍을 막고 왼쪽 콧구멍으로 숨을 들이쉬면서 시작해서, 양쪽으로 교대로 호흡하다가 마지막에는 엄지손가락으로 오른쪽 콧구멍을 막고 왼쪽 콧구멍으로 숨을 내쉬는 것으로 수행을 마친 후에, 손을 내리고 천천히 자연스럽게 호흡한다.

는 이 기법을 마지막에 설명한다. 왜냐하면 이 기법은 수련자의 입장에서 앞선 수련들로 이미 습득한 리듬감 있는 호흡과 정신적 이미지화에 이어서 필요한 수련법이기 때문이다. 이 위대한 호흡법의 일반적 원리는 인도의 옛 금언으로 요약될 수 있을 것이다: "자신의 뼈를 통해 호흡할 수 있는 요가 수행자는 은총을 받은 자이다." 이 호흡법은 몸 전체 시스템을 프라나로 가득 채울 것이고, 이 호흡법으로 수련자는 프라나와 호흡의 리듬에 의해 모든 뼈, 근육, 신경, 세포, 조직, 기관, 부위가 활기 있고 조화되어 나타날 것이다. 이는 인체 시스템에 대한 전반적인 대청소이고, 이 기법을 주의 깊게 수련하는 사람은 마치 머리끝에서부터 발가락 끝까지 갓 창조된 새로운 육체를 제공받은 것처럼 느낄 것이다. 우리는 이 기법 그 자체가 말하게 할 것이다.

(1) 완전히 편안하게 이완된 자세로 누워라.

(2) 리듬이 완전히 확립될 때까지 리듬감 있게 호흡하라.

(3) 그런 후에 숨을 들이쉬고 내쉬면서, 숨을 다리뼈를 통해서 위로 마신 다음, 그 뼈를 통해서 강제로 배출한다는 정신적 이미지를 그려라. 그런 다음, 팔뼈를 통해서, 그런 다음 두 개골의 꼭대기를 통해서, 그런 다음 위장을 통해서, 그런 다음 생식기 부위를 통해서, 그런 다음 숨이 척추를 따라서 위쪽

과 아래쪽으로 이동하고 있는 것처럼, 그런 다음 호흡이 피부의 모든 구멍을 통해서 들이쉬어지고 내쉬어지고 있는 것처럼 정신적 이미지를 그려라. 그러면 몸 전체는 프라나와 생명력으로 가득 차게 된다.

(4) 그런 후에, (리듬감 있게 호흡하면서) 프라나의 흐름을 일곱 개의 생기 에너지 센터[20]로 다음과 같이 차례로 보내는데, 앞의 기법들에서처럼 정신적 이미지를 사용하라:

(a) 이마로

(b) 머리 뒤쪽으로

(c) 뇌의 바닥[21]으로

(d) 태양신경총으로

(e) 천골 부위로(척추의 아랫부분)

(f) 배꼽 부위로

(g) 생식기 부위로

프라나의 흐름을 머리에서부터 발까지 몇 차례 앞뒤로 쓸어 내리며 마쳐라.

---

20) 척추를 따라서 존재한다고 여겨지는 일곱 개의 차크라를 떠올릴 수 있지만, 전통적·현대적 의미의 주요 일곱 차크라와는 그 위치를 달리한다.

21) 뇌의 아랫면을 지칭하는 것으로. 양쪽 대뇌반구의 아랫면, 사이뇌의 부분 그리고 뇌줄기의 앞 아랫면이 있다.

Chapter XI. Thought-Force Healing

제11장 생각 에너지 치유

다양한 형태로 된 엄밀한 의미의 정신적 치유법으로 넘어가기 전에 프라나 치유법과 정신적 치유법의 중간쯤에 있는 한 가지 형태의 치유법을 숙지해야만 하는데, 이 기법 또한 매우 효과적이다. 이 형태의 치유법은 수많은 명칭으로 알려져 있지만, 우리는 이것을 '생각 에너지 치유법'이라고 부르는 게 좋고, 이 명칭이 이 기법을 매우 잘 설명한다고 생각했다. 왜냐하면 이 기법은 생각과 프라나를 이용하기 때문이다. 『요가 수행자의 철학과 동양의 신비주의에 관한 14강좌』에서 우리는 생각이 어떻게 프라나에 영향을 미칠 수 있고, 거의 생기 에너지처럼 내보내질 수 있는지를 보여주었다. 이 '생각 에너지'는 말 그대로 하나의 치유 수단으로 사용될 수 있고, 실제 우리는 다른 어떤 기법보다 이 기법을 선호하는 상당히 유능한 전문가들을 알고 있다. 선호하는 이유는 이것이 단순하고 강력하기 때문이다.

이 치유법은 독립된 체계로 사용될 수도 있고, 이 책에서 언급했던 하나 또는 그 이상의 다른 체계와 연계해서 사용할 수도 있다. 더 유능한 요가적 전인치유자(psychic healer)들은 사실 모든 치유법의 부분 부분을 사용하고, 환자들의 다양한 요구를 충족시키기 위해 동일한 방법을 상황에 맞게 조정하며, 치유자와 환자에게 '가장 자연스러워' 보이는 형태를 우선적으로 선택한다.

생각 에너지 치유법은 인체 기관과 부위뿐 아니라 세포들까지도 자신들의 '마음'을 가지고 있다는 사실에 기초한다. 이 사실은 모든 오컬티스트에게 알려져 있고, 현대 과학에서도 전적으로 인정한다. 세포, 세포군, 신경 센터, 신경절 등에 있는 이 '마음'은 외부로부터 오는 강한 생각의 인상에 반응하는데, 특히 그 생각이 프라나로 가득 채워져 있을 때 그러하다. 따라서 그 생각은 엄밀한 의미의 정신적 치유법의 경우에서와 마찬가지로, 본능적 마음을 통하기보다는 환부에 직접 도달한다. 이 형태의 치유법을 적절히 사용하면 놀랍도록 빠르고 직접적인 효과가 나타나므로, 이것은 가장 단순하면서도 가장 좋은 형태의 일반적인 프라나 치유법 가운데 하나이다. 수련생들이 이 기법을 완전히 숙지하기를 권한다.

생각 에너지 치유법의 중심 이론은 질병이 정신적 문제, 즉 중심 마음이 아니라 부위들의 '마음'의 문제라는 것이다. 치유의 이론은 생각 에너지가 세포와 환부에서 반란을 일으킨 '마음'을 제압해서 그 마음이 정상적인 활동을 재개하도록 강제하는 것이다.

생각 에너지 치유를 할 때는 마음에서 '물질'에 대한 모든 관념을 지워라. 당신은 물질에 대항하여 마음을 사용하는 것이 아니라, 마음에 대항하여 마음을 사용하고 있는 것이다. 다시 말해서, 의지 마음이 세포 마음에 대항하는 것이다. 이를 잊지 마라. 왜냐하면 이것이 전체 치유 체계의 기반이기 때문이다. 치유자는 부위들의 반란을 일으키는 '마음'을 뒤쫓는다. 이 점을 명심하라. 부위들의 정상적인 정신적 상태를 만들어내거나 아니면 재확립함으로써 질병 상태는 사라진다.

치유자는 자신의 생각 에너지를 그 부위의 '마음'으로 향하게 하고서, 실제 말을 입 밖으로 내거나 또는 마음속으로 말하면서 적극적으로 그 마음에 말을 건다. 그는 다음과 같이 생각하거나 말한다:

"자, 마음아! 너는 지금 나쁘게 행동하고 있어, 버릇없는 아이처럼 행동하고 있단 말이야. 그건 네가 더 잘 알고 있겠지. 나는 네가 더 잘하리라 기대해. 너는 더 잘해야만 하고 더 잘

할 거고, 올바르게 행동해야만 해. 너는 정상적이고 건강한 상태를 만들어야 해. 너는 인체 기관들을 책임지고 있고, 나는 네가 무한한 마음이 네게 제대로 하라고 준 일을 하기를 기대하고 있어."

이런 생각이나 이와 비슷한 생각들이 치유에 대한 관념을 제공할 것이다. 당신이 그 부위의 '마음'이 하기를 기대하는 바로 그것을 그 마음에게 지적하라. 그러면 (처음에) 세포-마음이 얼마나 쉽게 복종하는지를 보고 놀라게 될 것이다. 그 부위의 반란을 일으키는 마음은 '뽀로통'하거나 '짜증'내거나 '기분이 좋지 않은' 어린아이처럼 행동한다. 그 경우에 요구되는 것처럼, 그 마음을 달래거나 꾸짖거나 인도하거나 또는 사랑해서 바르게 행동하게 해야만 한다—물론 아이의 경우에서와 꼭 마찬가지로 그 모든 것의 배후에는 말할 것도 없이 사랑의 관념이 있다. 세포 마음은 본질적으로 미숙하고 아이 같은 마음을 가지고 있어서, 만일 마음속으로 이런 생각을 계속 유지한다면, 이 치유법을 가장 효과적으로 사용할 수 있을 것이다. 앞으로 알게 되겠지만, 이 형태의 치유법에서는 손을 사용하지만, 그 목적은 주로 세포와 부위들이 가진 마음의 '주의를 끌기' 위해서이다. 이는 누군가의 주의를 끌 때 그 사람의 어깨 등등을 톡톡 두드리는 것과 꼭 마찬가지이다. 세포 마음의 '주의'를 일깨워라. 그러면 그것들은 당신이 내린 명령에 주의 깊게 귀 기울인다는 사실을 알게 될 것이다.

서로 다른 아이들의 경우와 꼭 마찬가지로, 몇몇 인체 기관의 마음이 가진 성질에는 큰 차이가 있다. 예를 들어, 심장은 매우 지능적이고, 중심 마음이 내린 명령에 즉시 반응한다. 다른 한편, 간장은 어리석고 우둔한 정신적 유기체여서 양처럼 다루기보다는 노새처럼 '몰아야' 한다. 당신은 아이들이 이와 꼭 마찬가지로, 다시 말해 심장과 간처럼 마음의 성질에 차이가 있는 것처럼, 제 각각 큰 차이가 있는 것을 본 적이 있을 것이다. 이론을 배웠으니, 이제 생각 에너지 치유 실습으로 들어가 보자.

1. 치유 실습

1) 위장 장애

대부분의 질병은 실제로 위장에서 비롯하고, 다른 질병들도 사실상 위장에 있는 주요 문제의 결과일 뿐이다. 그러므로 항상 위장 치유법으로 치유를 시작하는 것이 좋다. 각종 질병의 90퍼센트는 소화 불량과 영양 결핍이 주원인이다. 원인을 제거하면 증상도 사라진다.

위장의 마음을 치유하는 방법은 다음과 같다:

앞쪽에 환자를 똑바로 세우거나 등을 대고 눕게 한다. 그런 다음, 위장 부위를 손으로 빠르되 부드럽게 여러 번 두드리면서, "마음아, 깨어나라!"라고 말한다. 그러고 나서, 오른 손바닥을 위장 부위에 올려놓고서 위장에게 다음과 같이 말하라.

"자, 위장의 마음아, 나는 네가 깨어나서 이 기관을 제대로 돌보기를 바라. 너는 바르게 일을 하지 않아. 너는 네 일을 소홀히 하고 있어. 나는 네가 제대로 기능해서 위장을 튼튼하고 건강하며 활력 있게 만들기 시작하길 원해. 나는 위장이 제 기능을 다하길 바라고 너는 위장이 그렇게 하는지 지켜봐야만 해. 너는 위장이 음식을 적절히 소화해서 몸 전체에 영양을 공급하는지 살펴봐야만 해. 너는 정체되고 활발하지 못한 상태를 완화해야만 해. 그리고 모든 기관이 생기와 에너지를 가지고 작동하는지, 제 일을 잘하는지 알아봐야만 해."

이 말을 정확하게 반복할 필요는 없고, 같은 말을 덧붙이거나 변화를 줄 수 있다. 중요한 것은 당신이 위장의 마음에, 위장이 하기를 기대하는 것과 이루기를 기대하는 바로 그것을 말하는 일이다. 말을 들은 그 마음이 보여주는 지능과, 당신이 내린 지시에 그 마음이 얼마나 빨리 반응하기 시작하는지를 보고 놀라게 될 것이다.

매일 위장 치유를 하라. 약 5~10분 정도 치유를 지속해야 한다. 소화 불량의 경우는 최종 결과를 얻기까지는 대체로 1~4주가 걸리고, 그 차이는 문제가 지속되는 기간과 환자의 정신적 태도, 즉 치유에 협조적인지 저항적인지에 따라 차이가 있다.

2) 간 질환

위장을 치유하는 것과 비슷한 방식으로 간장을 치유하라. 그러나 간장은 둔하고 무딘 기관이므로 분명하고 단호하게 말해야만 한다. 다시 말해, 고집 센 당나귀를 생각해 보라. 그러면 이해될 것이다. 간장을 구슬릴 수는 없다. 즉 노새처럼 다루어야 한다. 우리가 간장에 대해 말할 때는 물론 간장의 '마음'을 뜻한다. 간장에게 알맞게 기능하고, 적당량의 담즙만 분비하며, 담즙이 자유롭게 흘러서 제 일을 하게 하라는 등의 지시를 내려라.

3) 변비

위에서 지시한 대로 간장을 먼저 치유한 다음, 변비를 치유하라. 그런 다음, 창자 위로 손을 지나가게 하면서, "창자의 마음아, 깨어나서 네 임무를 수행해. 바꿔 말해, 네가 해야 할 바를 아는 것처럼, 자연스럽고 수월하게 배설이 되게 해." 변비는 때때로 항문 부위(사람이 '배변'이나 '배설'을 할 때 배설물 즉 대변이 지나가는 대장의 후미 바깥쪽 개구부)가 수축하는 경향에 의해서 고질적이게 된다. 그런 경우, 항문 부위(옷 위가 될 것이다)에 손을 대고서 그 부위를 약간 눌러 주의를 끈 다음, 거기에 이렇게 말하라. "힘을 빼고 이완해. 넌 문제를 일으키고 있어. 이완하고 배설물이 자유롭고 자연스럽게 지나가도록 내버려둬."

4) 설사

설사는 변비와 비슷하게 치유되고, 동일한 기관이 치유된다. 물론 지시는 반대로 한다. 창자에게는 '속도를 늦춰'라고 말하고, 간장에게는 제대로 행동하라고 말한다.

5) 신장 질환

신장은 간장과 유사한 방식으로 치유한다. 손가락으로 신장을 빠르게 몇 차례 톡톡 두드린 다음, 신장에게 제 일을 알맞고 자연스럽게 하라고 말하라. 환자가 소변을 너무 자주 보는 경우는 신장과 방광에게 '속도를 늦춰'라고 지시하고, 배뇨를 서서히 줄이기 위해 노력하라. 환자가 밤 동안 세 번 일어나는 습관이 있다면 두 번으로 줄인 다음, 한 번까지 줄이고 나서, 밤새 소변을 한 번도 보지 않을 때까지 줄인다. 매일 5~10분간 치유하라. 잦은 배뇨를 치유할 때는 한 달 동안 계속

하라. 그리고 그 부위를 따라서 위쪽으로 향하는 패스 기법을 추가하고 소변의 흐름을 되돌리는 정신적 이미지를 유지하는 것이 좋다. 또한 위로 향하는 이 패스 기법은 설사의 경우에도 정규적인 치유법에 더하여 사용하는 것이 좋다.

6) 류머티즘

류머티즘은 두 가지 방법을 결합하여 치유한다. 처음에는 신장을 치유하는데, 신장의 마음에게 불순물과 요산을 제거해서 체외로 배출하도록 지시한다. 이렇게 하지 못하는 것이 류머티즘의 주된 원인이어서, 근원적인 문제를 바로 잡으면 좋은 결과가 생기고 재발도 방지될 것이다. 동시에 환부를 수기 치유해야 하고, 그렇게 하면서 그곳에 대고 요산을 배출하여 제거하고, 배출하기 위해 근육을 이완하고 수축하라고 요구하고 말해야 한다. 위장도 치유하라. 왜냐하면 대다수 질병의 근본 원인이 영양 부족과 불완전한 소화에서 비롯되기 때문이다.

7) 심장 질환

심장은 인체 기관 중에서 가장 지능적인 기관이다. 즉 어떤 기관보다(물론 뇌를 제외하고) 심장의 '마음'의 등급이 더 높다. 이 심장의 마음은 애정 어린 지시에 즉시 반응할 것이고, 가장 온

화하고 다정하다.

심장이 두근거리거나 불규칙하게 뛰는 경우, 손을 그 부위에 부드럽게 올리고서 "심장의 마음아, 진정해. 조용, 조용, 조용히 규칙적이고 평온하게 뛰렴. 안정, 안정, 안정되게 규칙적이고 평온하게 뛰렴." 등으로 상냥하게 말하라. 두근거림이 서서히 가라앉고, 심장박동이 고르고 규칙적이게 되는 것을 발견할 것이다.

8) 신경 질환

신경 문제는 다음과 같은 방식으로 치유할 수 있다. 위장과 간장을 치유하여 그 기관들이 제 기능을 다하도록 영향을 주면서 시작하라. 그런 다음, 척주를 따라 신경들을 치유하면서 상태가 필요로 하는 것에 맞는 적절한 지시를 내려라.

9) 순환의 원활화

순환의 원활화는 머리에서 발까지 길게 쓸기 패스법을 하면서 동맥과 정맥의 '마음'에게 "막힘없이 원활하게 흘러라, 안정되고 지속적으로 흘러라. 흘러라, 순환하라, 흘러라"라고 말하라.

거의 모든 형태의 치유에서 순환을 개선하기 위한 치유를 하는 것이 좋다. 왜냐하면 그렇게 함으로써 정상 상태를 회복하고 건강한 활동을 재개하도록 촉진하는 데 도움이 될 것이기 때문이다.

10) 두통

두통은 먼저 위장을 치유하고서, 순환을 원활화한다. 그런 다음, 머리에 대한 국부 치유를 하면서 그 부위의 '마음'에게 "진정해, 이제 편안, 편안, 편안히, 쉬어, 쉬어, 쉬어" 등과 같은 말을 하라.

11) 여성 질환

이 질환을 치유하려면, 먼저 위장을 알맞은 상태로 회복시킨다. 그러면 환자가 적절하게 영양을 섭취하여 환부로 보낼 수 있는 에너지와 힘을 얻을 수 있다. 결코 이를 간과해서는 안 된다. 국부 치유는 설사의 경우에서처럼 하는데, 손을 아래 복부의 앞쪽에 두고서 '마음'에게 "강해져라. 올바르게 작용하라. 건강해져라" 등과 같은 명령을 하라. 출혈이 심한 경우에는 "속도를 늦춰, 출혈을 멈춰" 등의 말을 덧붙여라. 자궁 탈출증 등의 경우에는 "튼튼해져, 튼튼해져라, 이제 튼튼해져라" 등의 명령을 하면, 놀랍도록 튼튼해지는 효과를 볼 수 있을 것이다.

12) 기타 질환

소위 질병이라 불리는 것들의 목록을 살펴볼 필요는 없다. 결국 질병은 단지 불완전한 '마음 작용'의 상이한 사례들일 뿐이다. 보게 되겠지만, 각각의 사례에 있어서 치유법은 유사하다. 동일한 일반 치유를 한 다음, 사례에 맞는 말로 된 정신적 명령을 내려라. 즉 그 부위의 마음에게 해야만 하는 것을 말하라. 해야 할 일을 하고 있지 않는 어린아이에게 말하는 것과 꼭 마찬가지로 그 마음에게 말하라. 가장 좋다고 생각되는 대로 그 마음을 설득하고 이끌거나 몰아라. 판단력과 약간의 생각을 활용하라. 그러면 곧 틀림없이 올바른 지시를 내릴 수 있는 '요령'을 터득할 것이다.

그렇지만 무엇보다도 당신이 무기물이 아니라 환부의 마음에게 말하고 있다는 점을 기억하라. 살아 있는 몸에 무기물은 없다. 마음은 모든 부위와 세포에 있다. 마음에게 말하는 것은 마음이다. 이 점을 기억하라. 왜냐하면 거기에 이 치유법의 비밀이 있기 때문이다.

또한 대부분의 질병이 위장의 장애와 불완전한 순환에서

생긴다는 점도 기억하라. 위장의 기능을 정상으로 회복하고, 순환의 활동과 작용을 원활하게 하라. 그러면 문제의 원인이 제거된다. 이것은 매우 중요하므로 명심해야 한다.

사람 즉 아이에게 얘기하는 것처럼 마음에게 말하라. 그리고 당신이 생각하기에 가장 좋은 영향을 줄 수 있는 바로 그것을 마음에게 말하라. 약간만 수련하면 이에 대한 전문가가 될 것이고. 곧 각 부위의 다양한 유형의 마음을 상당히 잘 안다고 느끼기 시작할 것이다. 게다가 비록 말(馬)들을 능숙하게 다루는 특정한 사람을 이전에 한 번도 보지 못했다고 하더라도, 말이 그런 사람들을 알아보는 것과 꼭 마찬가지로, 각 부위에 있는 다양한 유형의 마음들은 곧 당신이 자신들을 안다는 사실을 깨닫기 시작할 것이다. 조금만 생각하면 알 수 있듯 이 말들의 경우처럼 개(犬)들도 마찬가지이다. 이 형태의 치유법은 사람뿐 아니라 동물에게도 사용할 수 있다. 우리는 이런 방식의 많은 놀라운 치유법에 대해 들었다.

이제, 아무쪼록 세포의 마음이나 기관의 마음은 당신이 말하는 '단어들'을 이해하지 못한다는 점을 기억하라. 즉 그것들의 마음에는 그런 지식이 없다. 그러나 그 마음들은 단어들의 뒤에 놓여있는 생각을 이해하고, 거기에 반응할 것이다. 단어들은 생각을 명확하게 만드는 데 도움을 주는 역할을 할 뿐이다. 단어들은 단지 생각의 상징일 뿐이다. 다시 말해, 모든 단어의 이면에는 하나 또는 그 이상의 생각이 있다. 이제는 알겠는가? 독일인은 독일어를 한마디도 이해하지 못하는 영국인을 치유할 수 있다. 세포 마음은 사용하는 언어가 무엇이건 간에 그 말의 이면에 있는 생각을 이해한다. 놀랍지 않은가? 그렇다 해도 열쇠를 가져야 그처럼 간단하다. 그것은 단어가 아니라 생각이다. 그래도 말해진 단어는 마음이 생각을 형성하도록 돕는다. 우리는 단어들로 생각한다는 점을 기억하라. 우리는 심지어 꿈조차도 단어 즉 말로 꾼다.

그렇다면 이 단순한 형태의 치유법에 주의를 기울여라. 이 기법은 최상의 치유법 중 하나이다. 왜냐하면 그 속에 몇 가지 다른 기법의 특성들이 결합되어 있기 때문이다. 이것은 매우 단순하고 쉽게 이해되며 손쉽게 적용된다. 놓치지 말고 이 기법을 시도해 보라.

2. 자기 치유 또는 자가 치유

이 치유법은 자신에게 할 수도 있는데, 최상의 효과를 거둘 수 있다. 다른 사람을 치유할 때와 마찬가지로, 중심 마음이 세포의 마음이나 기관의 마음에 명령을 내릴 것이다. 사용법은 위에서 설명했던 방법과 사실상 똑같다. 실제로 '시험 삼아 자신을 치유해 봄'으로써 치유에 대한 좋은 생각을 얻을 수 있다.

우리는 생각 에너지에 의한 자기 치유를 주제로 책 한 권을 쓸 수 있다. 하지만 그것은 이 장에서 설명된 내용을 '부풀리는 것'일 뿐이다. 이 책에서 우리의 목적은 가장 짧은 시간에 가장 적은 지면으로 최상의 정보를 제공하는 것이다. 각 장에서 책값보다 몇 배나 가치 있는 정보를 제공한다. 이 때문에 이 치유법에 대한 지식을 획득한 일부 사람은 5달러 이상의 '수업료'를 부과하고 있다. 시중에 나와 있는 수많은 '강좌'에서 이 책의 장 중 일부에서 제공하는 것 이상의 정보를 담고 있지 못하다. 자화자찬의 의미로 말하는 것이 아니라, 그저 당신이 '고갱이'를 얻고 있다는 사실을 이해하라고 하는 말이다.

Chapter XII. Suggestive Healing

제12장 암시 치유

암시 치유는 본능적 마음에 대한 정신적 영향의 효과에 기초한다. 이 요법에서는 타인이나 자기 자신에 대한 부정적 암시(adverse suggestion)가 본능적 마음을 통해 비정상적인 몸 상태를 만들 수 있는 것과 꼭 마찬가지로, 그렇게 타인이나 자기 자신에 대한 긍정적 암시(good suggestion)가 정상적인 상태를 회복시킬 수 있다고 주장한다.

정신 상태가 몸에 미치는 영향은 신비주의자들뿐 아니라 물리학자들 사이에서도 마찬가지로, 그 문제를 연구해 온 사람에게 잘 알려진 사실이다. 암시 치유의 기초를 이루는 사실들에 주의를 환기하기 위해 여기서 몇 가지 예를 들거나 인용하겠다.

탁월한 심리학자인 제임스(James) 교수는 다음과 같이 말했다: "감각이나 느낌 또는 생각 같은 어떤 종류의 의식도 직접적이고 그 자체로 어떤 운동 효과로 나타나는 경향이 있다는 것

은 사실이다. 운동 효과가 언제나 외적인 행동의 형태일 필요
는 없다. 그것은 단지 심장박동이나 호흡의 변화 또는 얼굴이
붉어지거나 창백해지는 것과 같은 혈액 배분에서의 변화 등
등일 수 있다. 그러나 어떠한 경우에서든 어떤 의식이라도 있
는 곳에는 어떤 형태의 운동 효과가 있다. 그리고 현대 심리학
에서 가장 근본적인 믿음은, 마침내 얻어진 것인데, 어떤 종류
의 의식적 프로세스이든지, 단지 그와 같은 의식적 프로세스
라는 것만으로도 반드시 드러나거나 감춰진 운동으로 전환되
어야만 한다는 것이다."

베인(Bain)은 이렇게 말한다:
"슬픔이나 고통 또는 재난의 충격으로 죽거나 정신착란을
일으키는 경우가 많이 있는데, 이것은 일반 법칙에 부합한다."

다윈(Darwin)은 다음과 같이 말한다:
"슬픔이 지속되면 순환이 원활하지 못하게 되고, 얼굴은 창
백해지고, 근육은 탄력 없이 축 늘어지고, 눈꺼풀은 처지고,
머리는 움츠러든 가슴에 매달려 있으며, 입술과 뺨과 아래턱
은 모두 제 무게를 감당하지 못해 아래로 축 처진다. 기분이
좋은 사람의 표정 전체는 슬픔으로 고통받는 사람들의 표정
과는 정확히 반대이다."

올스톤(Olston)의 말은 다음과 같다:

"만약 몸의 일반 법칙이 쾌활함, 희망, 즐거움, 사랑, 건강과 행복에 대한 욕망이라면, 이는 인체 조직을 성장시키고 기관을 정상적으로 기능하게 하기 때문에, 전반적으로 몸은 건강하게 된다. 반면, 두려움, 우울, 악의, 증오, 낙담, 자신감 상실, 그리고 다른 모든 마음의 병적인 상태는 몸의 기능을 약화시키고, 기관의 에너지를 고갈시키는 경향이 있다. 이 모든 중요한 사실에 대해 독자들이 마음으로 아무리 심하게 열광해도 결코 지나침이 없다."

플라마리옹(Flammarion)은 다음과 같이 말한다:

"생각, 인상, 정신적 동요는 완전히 내면적이지만 다른 방향에서 다소 강렬한 생리 효과를 낳을 수 있고, 심지어는 죽음을 초래할 수도 있다. 감정으로 인해 갑자기 사망한 사람들의 예는 적지 않다. 상상력이 생명에 영향을 미칠 수 있는 힘이라는 사실은 장기간에 걸쳐 확립되어 왔다. 지난 세기에, 사형 선고를 받고 난 후에 의사들의 연구 대상이 된 한 남자에게 진행되었던 실험은 널리 알려져 있다. 실험의 대상이었던 그 죄수는 튼튼한 끈으로 테이블에 단단히 묶였고, 눈은 붕대로 가려졌다. 그런 다음, 그는 피가 마지막 한 방울까지 빠질 때까지 목에서 피가 흐르게 될 것이라는 말을 들었다. 그렇게 한

뒤, 바늘 끝으로 피부에 아주 작은 구멍을 내고, 그의 머리 가까이에 사이펀(syphon)[22)]을 설치하여, 물줄기가 목을 넘어 흘러서 바닥에 놓인 대야로 희미한 소리를 내며 떨어지게 했다. 6분이 지나자, 자신이 적어도 6.5~7.5리터의 피를 흘렸다고 믿었던 그 사형수는 공포 속에서 죽었다.”

모즐리(Maudsley)는 이렇게 말한다:

“감정은 의심의 여지 없이 영양 섭취를 돕거나 방해하거나 왜곡할 수 있고, 분비 작용을 증가시키거나 감소시키거나 또는 변화시킬 수 있다. 이러한 작용 과정에서 수치심으로 얼굴이 붉어지고 두려움으로 창백해지는 데서 볼 수 있는 것처럼, 감정이 혈관운동계를 통해 혈관을 확장하거나 수축함에 의해서 뿐만 아니라, 신경들을 통해서 해당 부위의 유기적 요소들에 직접적으로도 작용한다고 생각할 만한 근거가 있다. 최근의 연구들이 보여주는 것처럼, 신경들은 때때로 물질의 연속성에 의해서 유기적 요소들에서 끝난다. 마음이 자신의 참된 특성은 아니라 하더라도 자신의 색조를 몸의 개개 요소에 새겨 넣을 수 있어서 그 개개 요소에 희망과 에너지를 불어넣거나, 절망과 나약함을 짊어지운다고 가정하는 것이 내게는 불

---

22) 높은 곳으로 끌어올린 액체를 다시 낮은 곳으로 옮길 때 사용하는 굽은 관이다.

합리하지 않은 것처럼 보인다.”

다윈은 슬픔이 인체 기능, 특히 순환에 미치는 영향에 대해 말했다. 향수병은 몸의 정상적인 기능을 교란시키기 쉽다고 언급된다. 좋은 소식은 소화력을 증진할 것이고, 나쁜 소식은 소화력을 저해할 것이다. 역겨운 광경은 메스꺼움을 유발할 것이다.

새뮤얼 베이커 경(Sir Samuel Baker)은 이렇게 말한다:
“아프리카의 특정 지역에서는 어떤 심한 슬픔이나 분노가 거의 확실히 열병으로 이어진다.”

B. W. 리처드슨 경(Sir B. W. Richardson)은 다음과 같이 말한다:
“갑작스러운 정신적 충격으로 인한 당뇨병은 정신적인 원인으로 인한 육체적 질병의 참되고 순수한 유형이다.”

조지 패짓 경(Sir George Paget)은 이렇게 말한다:
“나는 많은 경우에 암이 만성 불안에서 기인한다는 믿을 만한 근거를 보아왔다.”

머치슨(Murchison)의 말은 다음과 같다:

"나는 매우 자주 원발성 간암[23] 환자들의 병의 원인이 장기간에 걸친 깊은 슬픔이나 불안에 있다는 사실에 놀랐다. 이러한 사례들이 단지 우연의 일치일 뿐이라고 설명하기에는 너무나 셀 수 없이 많다."

의학계의 수많은 권위자는 대다수의 암, 특히 자궁암이나 유방암이 정신적 불안에서 비롯된다고 보고한다. 다른 권위자들은 황달 증세도 같은 원인에서 발병된다고 보고한다. 또 다른 권위자들은 빈혈의 원인을 정신적 충격과 걱정, 근심으로 돌린다.

B. W. 리처드슨(Richardson) 경은 다음과 같이 말한다:

"피부 트러블은 과도한 정신적 긴장으로 인해 발생될 것이다. 이 모든 사례와 정신적 원인에서 비롯된 암, 간질, 조증(躁症)에는 병에 걸리기 쉬운 내적인 요인이 있다. 정신적 영향에서 기인한 몸의 질병에 대한 연구가 얼마나 적은지 놀랍다."

엘머 게이츠(Elmer Gates) 교수는 이렇게 말한다:

"내 실험이 보여주는 바는, 화를 잘 내고 악의적이며 우울

---

23) 원발 부위는 암이 처음 생긴 장소를 말하는 것으로, 원발성 간암이란 간장에서 처음 시작된 암이다.

한 감정은 몸에 유해한 합성물을 만들어 내는데, 그중 어떤 것은 극도로 유독하다는 사실이다. 또한 즐겁고 행복한 감정이 영양적 가치가 있는 화학 합성물을 생성해서 세포를 자극하고 에너지를 생산한다는 사실도 보여준다.”

튜크(Tuke) 교수는 자신의 저서 『몸에 대한 마음의 영향』(*The Influence of the Mind upon the Body*)에서 두려움이나 걱정 또는 공포로 인해 발생하는 수많은 질병 사례를 인용했는데, 주요한 사례들은 다음과 같다: 정신 이상, (중증의) 정신 박약, 여러 근육 및 기관의 마비, 땀 과다증, 경증 콜레라, 황달, 머리카락이 회색으로 변함, 탈모증, 충치, 신경 쇼크에 이은 악성 빈혈, 자궁질환, 피부병, 단독(丹毒)[24], 습진 등. 그는 질병, 특히 전염병의 확산에 있어서 두려움의 영향에 대해 언급한다. 콜레라의 유행이 과거에는 사람들의 두려움에서 대부분 기인했다고 믿어진다.

모소(Mosso) 교수는 두려움이 무도증(성 비투스의 춤; St. vitus' dance)[25], 괴혈병, 간질 등을 유발한다고 주장한다.

---

24) 연쇄구균에 의한 피부 및 피하 조직의 질환이다.
25) 얼굴 ·손 ·발 ·혀 등의 근육에 불수의적(不隨意的) 운동장애를 나타내는 증후군이다.

많은 저자는 심지어 두려움이 어떤 형태 또는 어떤 정도로 모든 육체적 고통의 원인이나 질병의 밑바탕에 있다고 직간 접적으로 주장하기까지 했고, 과도한 주장인 점을 감안하더 라도 그러한 진술들에는 많은 진실이 있는 것 같다.

앞서 언급한 점을 고려할 때, 두려움을 완화하거나 몰아내 는 어떠한 방법이라도 질병 치유에 큰 효과가 있을 것으로 보 인다. 실제로 그렇다. 거의 모든 형태의 요가적 전인치유는 환 자에게 새로운 정신적 분위기와 상태를 만들어 준다. 두려움 은 자신감, 용기, 대담함, 희망으로 대체되고, 육체적인 결과 가 뒤따른다. 암시 치유의 금언에서는 "생각은 행동에서 모습 을 드러낸다." 그리고 "사람은 마음속으로 생각하는 그대로 그 자신이 된다."고 한다.[26]

그러나 일반적 암시는 전체 인체 시스템에 유익을 줄 수 있 을 뿐만 아니라, 또한 잘 지시된 암시는 특정한 기관들도 강화 시킬 수 있고, 다시 알맞게 기능하게 할 수 있다. 본능적 마음

---

26) 법구경의 다음과 같은 구절들도 같은 맥락이다.
"사람은 마음속에서 생각하는 바를 말로 내뱉고, 말은 그 사람의 행위를 이 끈다."는 말과 같은 맥락이다.
"마음은 모든 일의 근본이 된다. 마음속에 착한 일을 생각하면 그의 말과 행동도 착해지리라. 마치 그림자가 물체를 따르듯이."

은 전달된 암시를 받아들이고, 그 암시는 "행위로 형태를 취한다." 몸의 바로 그 세포들은 본능적 마음을 통해 암시에 반응한다. 이런 방식으로 몸의 모든 부위, 기관, 신경, 세포는 강화되고 자극을 받아서 알맞게 기능할 수 있게 된다.

암시 치유의 수련은 최근 몇 년간 의사들 사이에서 꽤 인기를 끌어왔고, 앞으로도 어떤 형태로든 대중적인 선호가 틀림없이 급격히 높아질 전망이다. 많은 의사가 이른바 '가면 암시(masked suggestions)'[27]라는 것을 사용한다. 그것은 어떤 물질적 치료와 관련하여 암시를 주는 것을 의미하는데, 환자는 그 약이나 치유가 '이런저런 방식으로' 진행될 것이라는 말을 명확히 들을 것이고, 암시가 여러 형태로 반복되어 환자가 마음으로 확신을 가지고서 언급된 결과들을 기대하게 되고, 그 "생각은 행위로 형태를 취하게" 된다. 암시가 어떻게 주어지든 간에, 그것은 여전히 암시이다.

다음 장에서는 암시 치유에 대한 특수한 지침들을 제시할 것이다. 이것들은 일반적인 사항들만으로 가득한 책보다 더

---

27) 보통 암시라 하면 타인 암시를 가리키지만, 자기 암시·집단 암시도 있다. 암시의 의도를 알려 주는 직접 암시와 받은 쪽이 모르는 사이에 하는 간접 암시, 표정·태도·동작 등에 의한 비언어 암시, 암시라고 주의를 환기시키지 않고 하는 가면 암시도 있다.

나은 실용적인 지식을 제공할 것이다. 치유 지침들을 주의 깊
게 학습하라.

Chapter XIII. Practice of Suggestive Healing

제13장 암시 치유법

앞 장에서 정신적 상태가 몸에 어떻게 영향을 미치는지, 즉 본능적 마음을 매개로 하여 마음이 몸에 어떤 영향을 주는지를 보여 주었다. 그리고 정신적 상태가 육체적 상태에 부정적인 영향을 미칠 가능성이 있듯이, 같은 방식으로 긍정적인 영향을 줄 수도 있다는 사실에 대해 여러분들의 주의를 환기시켰다. 건강은 질병만큼 전염성이 강하고, "사람은 마음속으로 생각하는 그대로 그 자신이 된다."는 말은 그릇된 생각뿐만 아니라 올바른 생각에도 적용된다. 암시 치유법의 수련은 이러한 이론이나 사실에 기초한다.

암시 치유자 앞에 놓인 과제는 자기 몸을 비정상적이라고 생각하는 습관에 빠진 사람을 정상적인 정신 상태로 회복시키는 것이고, 또한 마음이 몸을 구성하는 세포들과 부위들에 대해 미치는 영향을 통해서 몸을 정상 상태로 만드는 것이다. 언급했듯이, 정신적 치유법와 암시 치유법 사이의 주된 차이점은 치유법을 적용하는 방식에 있다. 정신적 치유법에서는 구두 암시가 거의 없거나 전혀 없고, 치유 작업은 일종의 정신 감응, 즉 텔레파시와 유사한 방식으로 진행된다. 그러나 암시 치유에서는 치유자가 구두 암시나 말로 환자의 마음을 치유한다. 물론 암시 치유에서조차 구두 암시를 통해서 뿐만 아니라 정신적 치유법과 유사한 방식으로 치유자의 생각이 환자의 마음에 직접적으로 작용한다. 암시 치유자들은 보통 이런 사실을 인정하지 않겠지만, 그럼에도 불구하고 그것은 사실이고, 실제로도 치유와 상당히 관련이 깊다. 일부 환자의 마음에 깊은 인상을 심어주기 위해 종종 구두 암시가 필요하지만, 치유자가 그것을 의식하든 의식하지 않든 간에 정신적 치유 에너지는 암시를 따라간다. 몇몇 암시 치유자 모두가 동일한 기법을 따르고 있고, 심지어 동일한 말을 사용함에도 불구하고, 그들의 치유 효과에 두드러진 차이가 있다는 사실은 이러한 견해를 입증하는 데 도움이 될 것이다.

이제, 시작하는 바로 여기서 오해의 소지가 없도록 하기 위해, 순수하고 단순한 암시 치유는 최면 암시나 최면과는 아무런 관련이 없다고 말하겠다. 물론 두 가지를 결합해서 사용하는 암시 치유자들도 있지만, 그것은 아무런 소용이 없고, 반대할 점도 많다. 최면은 암시 치유를 하는 데 있어 실제적인 역할을 하지 못한다. 최면사들은 환자들을 최면 상태에 들게 했을 때 그들에게 효과적으로 건강을 암시할 수 있다는 사실을 발견했고, 자연스럽게 최면이 치유와 치료에 필요한 선행 조건이라고 생각했다. 그러나 연구자들은 환자가 완전히 깨어서 의식이 있을 때, 그리고 최면 상태를 만들어 내려 전혀 시도하지 않을 때, 주어진 암시가 똑같이 효과적이라는 사실을 입증했다. 독자들에게 마음에서 최면과 암시 치유의 개념을 분리할 것을 강력히 권한다. 이 둘 사이에는 실제적인 연관성이 전혀 없고, 독자들이 이 둘을 서로 혼동하지 말아야 하는 이유는 많다.

이제, 암시 치유법이 무엇을 할 수 있는지, 그리고 암시 치유법이 무엇인지에 대한 개념을 형성했으니, 치유에 적용하는 방법으로 주의를 돌려 보자.

1. 환자의 수용력

암시 치유 진행 중에 환자가 수용적인 태도의 마음 상태를 나타내도록 유도될 때 최상의 결과가 거두어진다. 중요한 어떤 문제에 대해 다른 사람과 진지하게 이야기하려 할 때, 말하는 사람은 듣는 사람이 걱정, 혼란, 사업상의 근심 등으로 논의 중인 주제로부터 딴 데로 자신의 주의를 돌리기보다는 조용하고 사려 깊은 마음 상태에 있게 하려는 것과 꼭 마찬가지

로, 치유자는 치유하는 동안 환자가 차분하고 편안하며 평화
로운 마음 상태를 유지하게 하려 노력해야 한다.

2. 환자의 주의력

치유자는 환자가 자신에게 전적으로 주의를 기울이도록 유
도해야 한다. 왜냐하면 치유 효과는 주의를 기울이고 얻는 정
도에 주로 달려 있기 때문이다. 따라서 본격적인 치유를 시작
하기 전에 환자를 안정시키는 것이 좋다. 치유자는 조용하고
낮은 어조로 말하면서 환자에게 모든 근육을 이완하고 모든
신경의 긴장을 풀라고 지시한다. 치유자는 환자의 개인적 요
구에 맞게 대화를 조정하고, 마음의 평정과 고요를 촉진할 듯
한 것들에 대해서만 말하며, 적개심과 논쟁을 불러일으키기
쉬운 주제들은 주의 깊게 피한다. 당신은 자신이 가진 어떤 특
정한 믿음을 환자가 갖게 만들려고 거기에 있는 것이 아니라,
환자를 치유해야 한다는 점을 기억하라. 태도와 대화로 환자
를 차분하게 진정시키고 평온하게 만들어라.

3. 치유자의 목소리

치유자는 듣기 좋은 '암시 목소리(suggestive voice)'를 개발하는
데 많은 관심을 기울여야 한다. 이 용어가 정확하게 무엇을 의
미하는지 서술하기는 어렵지만 몇 마디 말로 설명하는 것이

유용할 수도 있다. 치유자가 숙련된 웅변가가 되도록 노력해야 한다는 뜻이 아니고, 치유자가 자신의 목소리에 감정과 진지함을 실을 수 있어야 한다는 의미이다. 치유자는 자신의 생각과 바람을 어조에 아주 잘 스며들게 해서 환자가 그 파동을 느낄 수 있도록 노력해야 한다. 음색은 생기가 넘치고 강력해야 하는데, 소리가 클 필요는 없지만 우리가 힘이라 부르는 독특한 성질을 가지고 있어야 한다. 치유자의 말은 충분히 진동해야 하고 환자의 마음속으로 스며들어야 한다. 자신을 잊고 사용된 말의 의미에 대해 온 마음을 집중하는 정신적 상태는 결과를 산출할 것이다—물론 수련은 재능과 능력을 향상시킨다. 어조는 '강렬'해야 한다.

다음의 수련은 암시자에게 도움이 될 것이다:

환자를 암시 치유법으로 치유하고 있다고 상상하라. 환자가 당신 앞에 놓인 의자에 앉아 있거나, 아니면 긴 소파에 누워 있고 당신은 그의 곁에 서 있거나 앉아 있다고 상상하라. 그런 다음, 해당 환자의 사례에 적용할 수 있는 암시를 그 환자에게 주고서, 그에게 그저 이루어지길 기대하는 결과가 무엇인지, 그리고 그 결과가 반드시 이루어지게 될 것이라고 단호하고 긍정적으로 말해 주라. 암시에서 핵심적인 단어들을 골라라. 즉 치유 중에, 치유 후에 환자의 마음에 기억되길 바라는 강력하고 생기 넘치는 단어들을 선택하고, 그 단어들이 생기 넘치고 강렬하다고 느껴질 때까지 진정한 의미와 의도를 담아서 그것들을 반복하여 수련하라.

예를 들어 '강하다'라는 말을 선택하라. 왜냐하면 암시 치유에서 이 단어를 빈번히 사용하게 될 것이기 때문이다. 이 단어를 몇 차례 반복하라. 반복할 때마다 점차 강렬함과 진지함을 증가시켜라. 그리하여 "강하다, 강하다, 강하다, 강하다."가 된다. 존재 전체의 구석구석까지 그 말의 파동을 충분히 느낄 수 있을 때, 다시 말해 그 말이, 실제로는 그 말의 이면에 있는 생각이 구체화될 때까지 수련하라. 그러고 나서 '잘'이라는 말을 선택하라. 그 단어에 대해 앞서와 같은 방식으로 수련하라. 축음기나 앵무새처럼 그 단어를 반복해서는 절대 안 되고, 반드시 말하고 있는 것을 느끼려 노력해야만 한다.

이것을 자주 수련하라. 그러면 당신은 생기 넘치는 어조를 얻게 될 것이고, 말이 강렬함을 담고서 울려 퍼지게 되어 환자는 그 말을 느끼게 될 것이다. 암시 목소리를 습득하는 데 있어서 진지함과 강렬함이라는 두 단어를 항상 염두에 두라.

4. 치유자의 눈빛

암시 치유자는 확고하고 진지한 눈빛으로 응시하는 법을 길러야 한다. 빤히 쳐다보는 것이 아니라 확고하고 강력한 응시이다. 이것은 점진적인 수련과 생각으로 습득될 수 있다. 사람은 항상 자신의 주의를 끄는 것을 진지하게 응시하므로, 만일 흥미를 갖고 주의 깊게 보는 수련을 한다면, 당신은 더 이상 어떤 특별한 주의를 기울이지 않고서도 알맞게 응시할 수 있을 것이라는 사실을 알게 될 것이다. 이러한 응시 능력을 기를 것을 권하는 데, 이는 최면의 어떠한 영향이나 그러한 데 기인한 어떠한 것 때문이 아니라, 생각을 집중하고 환자에 대해 주의를 기울이기 위해서이다. 이러한 이유 외에도, 다소 불확실하다고 느끼는 환자와 신뢰가 부족한 환자의 마음에 확신을 심어 줄 것이라 생각된다. 환자 측에서 확신이 없다면, 어떠한 방법이나 체계를 사용하더라도 치유는 더 어렵게 된다. 왜냐하면 그런 경우에 환자는 치유자와 함께하지 않고 치유자에게 저항하기 때문이다.

5. 치유자의 정신적 태도

암시 치유자는 진지한 정신적 태도를 길러야 한다. 경솔한 사람이 되어서는 안 된다. 치유자는 진심으로 환자가 최고의 이익을 얻는 것을 염두에 두어야 하고, 그렇게 함으로써 자신도 최고의 이익을 받게 될 것이다.

치유자는 목적을 가지고 행동해야 하고, 사소한 비본질적인 것들에 노력과 삶을 허비해서는 안 된다. 그가 오로지 일만 해야 하고 놀이를 전혀 하지 않는 삶을 살아야 한다고 말하려는 것은 아니다. 정반대이다. 왜냐하면 일과 놀이와 휴식은 평범한 사람에게 똑같이 필요한 것들이기 때문이다. 그러나 우리가 정말 의미하는 바는, 치유자는 자신의 목적을 깨달아야 하고, 그에 따라 움직여야 한다는 것이다.

치유자는 자신의 일에 충실히 집중해야 한다. 주의가 산만하고 집중력이 부족한 것은 효과적인 암시 치유 작업에 치명적이다. 암시가 적절한 효과를 내지 못할 뿐만 아니라, 환자도 뭔가 부족하다는 것을 미묘하게 느껴서 적절한 파동을 받지 못한다. 의지력을 발휘하라. 그리고 마음을 치유 작업에 확고하게 고정시켜라.

치유자는 자기 확신을 가져야 하고, 만일 이것이 부족하다면, 자기 암시나 자기 확신 수련으로 이 자기 확신을 발달시켜야 한다. 왜냐하면 자기 확신을 갖지 못하는 한 그는 다른 사람들이 자기 확신을 갖기를 기대할 수 없기 때문이다. 자기 확신은 전염성이 있고, 그것의 부족 또한 마찬가지이다. 이 점을 명심하라.

6. 환자의 자세

환자는 편안하고 안락한 자세로 있어야 한다. 리클라이닝(reclining) 의자나 모리스 의자(Morris Chair)[28] 또는 소파는 육체적으로 안락하게 해줌으로써 환자를 편안한 상태로 만드는 데 최상의 것이다. 환자는 근육을 이완하는 법을 배워야 하는데, 이를 가르치는 가장 좋은 방법은 환자에게 손을 충분히 이완된 상태로 '축 늘어지게' 하라고 요청한 다음, 치유자는 그 손을 들어 올린 후에 손 자체의 무게에 의해 의자로 떨어지게 하면서, 환자에게 동일한 이완 상태가 온몸으로 퍼지게 하라고 말한다. 다음과 같은 암시를 사용하라:

"이제 자신의 몸을 완전히 안락하게 만듭니다―편안하게, 편안하게, 편안하게―편안하고 안락하게―편안하고 안락하게." 이 암시는 육체적으로 편안하고 이완되게 할 뿐만 아니라, 정신적으로 이완되고 신경의 긴장을 거두어들이게 하는 작용을 한다. 치유자는 환자 옆에 낮은 의자에 앉든지 아니면

---

28) 19세기 후반에 윌리엄 와트(William Watt)가 고안했고, 장식 예술 제조 회사인 모리스사[Morris and Company; 윌리엄 모리스(William Morris)가 설립]에서 제조한 리클라이닝 의자, 즉 리클라이너였다. 단순한 목재 프레임에 쿠션 시트를 갖춘 모리스 의자는 현대 리클라이너의 기본 형태이다.

환자 옆이나 뒤에 서야 한다. 이 문제에 있어서 반드시 지켜야 할 불변의 규칙은 없으므로, 자신의 직감을 이용하라.

7. 암시 문구의 반복

암시 치유의 금언 가운데 하나는 "암시는 반복에 의해 힘이 커진다"는 것이다. 암시를 지속적으로 반복하면 그 암시는 환자의 마음에 확고하게 자리 잡게 되므로, 치유자는 암시의 핵심 단어를 계속 반복해야 한다. 단, 단조롭게 되지 않도록 단어들의 배열을 달리해야 하며, 핵심 단어나 중요 암시를 각각의 새로운 배열에 매번 넣어야 한다는 점을 명심하라. 암시를 심는 일은 요새를 공격하는 것과 같다는 사실을 기억하라. 요새를 사방에서 공격해야만 하듯이, 여러 가지 형태의 암시를 반복하는 것이 중요하다. 암시를 반복할 때 핵심 단어가 강렬하고 생기 넘치게 울려 퍼지도록 하라.

8. 주위 환경

되도록이면 환자가 주의를 암시어들에서 딴 데로 쉽게 돌리지 않도록 도움을 줄 수 있는 환경 속에서 치유를 해야 한다. 환자의 청각이 자신에게 주어지는 암시에 초점을 맞추고 집중할 수 있도록 모든 외부 소리와 시야를 차단하려고 애써라. 블라인드를 내려 방을 약간 어둡게 해서 어슴푸레한 상태를 만들어라. 이것은 심리적으로 크게 중요하다.

9. 바라는 상태를 마음으로 그리기(심상화하기)

암시를 줄 때 환자의 마음속에 원하는 상태, 즉 당신이 발생시키고자 하는 상태를 그려내는 것이 중요하다. 점차 그 상태로 환자를 이끌어 가면서, 예상되는 치유의 각 과정을 마음속에 그리게 하고, 회복되어 건강해진 자신을 정신적으로 그리게 하면서 마쳐라. 잠시 뒤에 다루게 될 일반 치유법에서 우리가 의미하는 바가 정확히 무엇인지 보게 될 것이다. 우리가 이 점을 여기서 언급하는 이유는 왜 그러한 마음의 그림을 제공하는지 당신이 이해 해야 하기 때문이다. 생각은 행동 속에서 형태를 이루고, 그 그림을 가깝게 따라가는 환자의 마음은 치유를 거듭하면서 무의식 중에 암시된 생각, 즉 마음의 그림을 몸에 나타나게 한다.

10. 일반적인 사항

암시 치유자가 하는 말에 특별한 마법이 있는 것은 아니며, 암시 치유의 모든 효과는 말의 이면에 있는 생각에 있다. 이 생각이 환자에 의해 받아들여지고 흡수되는 정도가 치유의 성공 정도이다. 그러므로 그 성공의 정도는 치유자가 자신의 생각에 쏟는 에너지와 진지함의 정도, 그리고 말과 그 이외의 것들이 치유자로부터 환자에게로 전달하는 생각의 진지함과 에너지의 정도에 달려 있다. 물론 생각이 끊임없이 정신적으로 또는 텔레파시적으로 전달되지만, 치유자의 강력한 암시의 말에 의해 효과는 증대되므로 이 둘을 결합하면 강력한 치유력을 가진 치유법이 된다.

환자의 마음은 끊임없이 기대되고 실현되기를 바라는 상태로 향해야 한다. 따라서 이 암시 치유법이 필요하다.

■ 중요한 규칙

암시를 하는 동안 절대 병적인 상태에 대해 어떠한 언급도 하지 말고, 항상 되기를 원하는 상태에 대해서만 말하라. 마음을 현재의 상태로부터 멀리 이끌어서 기대되는 상태에 두라. 이렇게 함으로써 당신은 환자의 마음속에 이상적인 상태를 자리 잡게 하고, 환자는 무의식적으로 이에 부응하려 노력할 것이다.

이상의 규칙을 소홀함 없이 준수하라. 왜냐하면 가장 중요하기 때문이다. 부정적인 암시 즉 '부정'을 하지 말고, 언제나 긍정적인 암시 즉 '긍정'을 하라. 예를 들자면, "당신은 약하지 않다." 등이 아니라, 반대로 "당신은 강하다."라는 암시는 반복해서 하라. 차이를 알겠는가? 그 이유는 부정하려는 것에 대한 말을 되풀이함으로써, 실제로 당신은 그 부정하려는 존재 상태를 긍정해서 환자의 마음을 그 존재 상태로 향하게 하기 때문이다.

Chapter XIV. Suggestive Treatments

제14장 일반 암시 치유

암시 치유를 할 때, 치유자는 항상 일어나기를 바라는 상태에 대한 정신적 그림을 자신의 마음속에 지니고 있어야 한다. 이 정신적 그림은 치유자가 쉽게, 본능적으로 알맞은 암시를 줄 수 있게 할 것이며, 또한 생각 전달 원리에 따라 투사된 생각의 효과를 환자에게 준다. 이러한 원리와 관련한 이 주제의 마지막 단계는 정신적 치유를 다루는 장들에서 간단히 다루어질 것이다.

치유자는 일어나길 바라는, 이 장에서 설명하게 될 상태에 정통해야 하고, 그런 다음 이러한 방향에 가깝게 암시를 계속해야 한다.

언제나 환자에게 몸에 대한 마음의 힘과 환부에 대한 정신적 암시의 놀라운 효과에 대해 간단히 대화하듯 언급하는 것으로 첫 번째 치유를 시작하는 것이 좋다. 주의하면서 이론이나 복잡한 세부 사항으로 들어가지 마라. 왜냐하면 환자는 이 주제에 대해 당신만큼 깊이 알지 못하고, 이론이나 세부 사항은 그를 혼란스럽게 만들 뿐일 것이라는 점을 기억해야 하기 때문이다. 일어나게 될 '결과들'에 전념하고, 마음의 여러 층위 등에 대해 장황한 이론을 늘어놓지 마라. 그저 인체 기관 등에 대한 마음의 힘에 대해 말하는 데 만족하라. 당신이 기대하는 바와 이루려는 것을 환자에게 알려주라. 그리고 가능한 한 당신이 암시하는 것과 같은 정신적 그림을 마음에 그리게 함으로써 그가 협력하게 하라.

우리가 여기서 소개할 일반 치유법에는 마음의 힘에 대한 추가적인 생각을 환자에게 제공하는 암시들이 포함되어 있다. 치유에 관심을 지속시키기 위해서 가끔은 이렇게 하는 것이 좋다. 이는 매우 중요하다. 왜냐하면 관심의 정도가 종종 치유에 대한 수용의 정도이기 때문이다.

치유를 할 때 우리가 일반 치유법에서 사용하는 바로 그 단어들을 반복하려고 애쓰지 마라. 생각만 이해하고서 당신 자신의 말로 표현하라. 자신의 말이 자신에게 더 많은 의미가 있을 것이고, 그저 다른 사람들의 말을 반복하는 것보다 그 말의 진의 속으로 들어갈 수 있을 것이다.

다음은 평균적인 일반 치유법이다.

■ 일반적 암시 치유

환자를 이완시켜 조용하고 편안하며 평온한 자세로 두고 서, 그에게 이렇게 말하라:

"자, X씨(또는 경우에 따라 X부인), 당신은 지금 편안하고 조용하며 차분한 상태로 휴식하고 있습니다. 당신의 몸은 휴식 중입니다, 모든 근육이 이완되어 있습니다, 모든 신경이 쉬고 있습니다. 당신은 머리에서 발까지, 머리끝에서 발끝까지 몸 전체가 조용하고 차분하며 편안하다고 느끼고 있습니다. 조용하고 평온하며 편안하다고 느끼고 있습니다. 당신의 마음은 고요하고 차분합니다. 그리고 당신은 저의 치유 암시들이 당신의 잠재의식 속으로 깊숙이, 아주 깊숙이 스며들게 할 것입니다. 그래서 그 암시들로 인해 당신은 건강하고 힘 있게 될 것입니다. 옥토에 심어진 씨앗처럼, 암시들은 당신을 위해 자라서 건강과 힘이라는 좋은 열매를 맺게 될 것입니다."

"저는 당신의 위장과 영양 기관을 강화하는 데서 시작할 것입니다. 왜냐하면 당신은 이 기관들로부터 자신을 건강하게 하고 자신에게 새로운 힘을 주는 영양분을 얻기 때문입니다. 저는 당신의 위장이 적당량의 음식을 소화할 수 있게 할 것입니다. 그런 다음, 그것을 소화·흡수해서 당신의 몸의 모든 부위로 운반될 영양분으로 바꿀 것입니다. 그래서 세포들와 부위들 그리고 기관들을 건강하고 튼튼하게 할 것입니다. 당신은 완벽한 영양이 필요합니다. 저는 당신의 영양 기관들이 당신에게 영양분을 공급하게 할 것입니다.”

“당신의 위장은 튼튼하고 튼튼하고 튼튼합니다. 튼튼하고 능력 있고 자발적이며 당신을 위해 좋은 일을 할 준비가 되어 있고, 당신의 영양에 필요한 음식을 소화시킬 준비가 되어 있습니다. 오늘, 바로 지금 위장은 튼튼함과 힘을 나타내기 시작할 것이고, 그래서 음식을 소화시켜서 적절하게 당신에게 영양분을 공급할 것입니다. 당신은 건강하기 위해 영양분을 알맞게 섭취해야 하고, 그 때문에 우리는 바로 여기 위장에서 시작합니다. 당신의 위장은 튼튼하고 튼튼하고 튼튼하고 건강하며 자신의 일을 시작할 준비가 되어 있습니다. 당신은 위장에서 이렇게 힘이 증가하는 것을 느끼기 시작할 것입니다. 당신은 지금 느끼기 시작하고 있으며, 날마다 더 튼튼해지고 더한층 튼튼해지고, 날마다 제 일을 더 잘하고 더한층 잘한다는 사실을 알게 될 것입니다. 당신의 위장과 영양 기관들은 알맞게 제 기능을 할 준비가 되어 있고, 몸의 모든 부위로 영양을 공급하기 시작할 것입니다. 이것이 바로 당신에게 필요한 일입니다. 정말 이것이 당신에게 필요한 일입니다. 저는 지친 이 기관들에 자극을 보내서 새로운 활력과 건강과 힘을 줄 수 있습니다. 그러면 당신은 이렇게 개선되는 것을 즉시 알게 될 것입니다. 이제, 영양분, 영양분, 영양분을 기억하세요. 이것이 당신을 위해 우리가 추구하는 것이고, 바로 지금, 바로 처음부터 얻게 될 것입니다."

"그리고 저는 당신이 저와 협력하고, 언제나 항상 밝고 행복하며 유쾌한 생각을 하려 노력하기를 기대합니다. 밝고 유쾌하며 행복한 생각들은 질병 상태를 몰아내 버릴 것입니다, 정말 몰아내 버릴 것입니다. 밝고 유쾌하며 행복한 생각을 하세요. 그러면 당신은 정신적, 육체적 상태가 확실히 호전된다는 것을 알게 될 것입니다. 이제, 밝고 유쾌하며 행복한 생각을 기억하세요. 그 말들을 기억하고 자주 반복하세요."

"이제 당신의 혈액순환을 원활하게 할 것입니다. 영양 다음으로 순환이 중요한 일입니다. 지금 당장 당신은 머리에서 발까지, 머리끝에서 발끝까지 몸 전체에 순환이 원활하고 알맞게 일어나기 시작할 것입니다. 혈액이 머리부터 발까지 몸 전체의 구석구석까지 자유롭고 원활하게 흘러서 몸의 모든 부위에 영양분과 활력을 전달할 것입니다. 그 혈액은 세포와 기관과 부위에 있는 노폐물을 싣고서 돌아올 것이며, 이 노폐물은 폐에서 연소되어 체외로 배출되고, 혈액 속에 있는 신선한 양질의 물질로 대체될 것입니다. 이제 몇 차례 깊게 호흡해서 병든 노폐물을 태워버리세요. 혈액이 싣고 돌아오고 있는 그 노폐물은 호흡으로 들이쉰 산소에 의해 폐에서 연소될 것입니다. 당신은 건강과 활기를 들이쉬고 있습니다. 정말 건강과 활기를 들이쉬고 있습니다. 그래서 지금부터 당신은 기분이 나아질 것입니다. 가끔 깊게 호흡하는 수련을 하세요. 그러면서 당신이 건강과 활력을 들이쉬고 있고, 오래된 병든 상태를 내쉬고 있다고 생각하세요. 왜냐하면 그것이 바로 지금 당신이 하고 있는 일이기 때문입니다. 바꿔 말해, 몸 전체에 걸친 완전한 순환 그리고 양호한 작용을 돕는 알맞은 호흡입니다.”

　“당신은 또한 매일 적당량의 물을 마셔서 인체 시스템의 노폐물을 제거하기 시작해야만 합니다. 수분 공급을 늘려야만 합니다. 물 한 컵을 가까이 두고, 가끔씩 한 모금 정도씩 마시면서, ‘나는 오염으로부터 나의 인체 시스템을 깨끗하기 위해서, 그리고 새롭고 정상적이며 건강한 상태를 만들기 위해서 이 물을 마시고 있다.’라고 말하세요. 이를 소홀히 해서는 안 됩니다. 왜냐하면 가장 중요하기 때문입니다. 식물이 건강하기 위해서 물이 필요한 것처럼, 당신도 마찬가지입니다. 그러니 물 마시기를 소홀히 하지 마세요.”

　“수분 공급을 늘리면 당신의 장(腸)들은 매일 규칙적으로 움직여서 체내 노폐물을 배설할 겁니다. 장들은 내일 아침부터 자연스럽고 편안하게 움직이기 시작할 것이고, 당신은 곧 규칙적인 습관을 갖게 될 것입니다. 장들이 자연스럽게 움직이기 시작할 것이라고 가끔씩 생각을 떠올림으로써 당신은 이 치유 작업에서 저를 도와주어야만 합니다.”

　“이제 우리는 좋은 치유 작업을 시작했고, 당신은 계속 그 작업을 해나가야만 합니다. 영양 기관이 호전되었기 때문에, 음식에서 영양분을 얻기 시작할 것입니다. 당신의 모든 부분이 튼튼해지고, 날마다 나아진다는 것도 알아차릴 것입니다. 순환이 활성화되면 그로 인해 전반적인 인체 시스템이 이로움을 받게 될 것입니다. 당신은 자유롭게 호흡하게 되어서 몸을 튼튼하게 하고, 또한 오래된 노폐물도 태워버릴 것입니다. 제가 말씀드린 것처럼 수분을 추가로 섭취해서 오래된 노폐물을 제거할 것입니다. 그리고 장들이 알맞게 움직여서 인체 시스템에서 유해한 찌꺼기를 배출할 것입니다. 당신은 밝고 유쾌하며 행복하고 튼튼해져서 건강해질 것입니다.”

"당신은 머리에서 발까지, 머리끝에서 발끝까지 몸 전체가 더욱 튼튼해집니다. 모든 기관과 세포와 부위가 이제 알맞게 기능합니다. 그래서 당신에게 건강과 활력과 에너지와 생기가 있게 됩니다. 지금 즉시 있게 됩니다."

그런 다음, 문제를 일으키는 것처럼 보이는 특정한 부위에 대해 구체적인 암시를 주어라. 당신이 원하는 방식에 따라서 암시를 만든다. 통증이 사라지고 정상 상태가 회복되기 시작할 것이라는 암시를 주라.

당신은 위에서 제시한 일반 치유법이 질환의 국부적 특성에 상관없이 치유 받는 이들을 크게 호전시키는 작용을 할 것이라는 사실을 알게 될 것이다. 그 비결은 영양 섭취와 소화·흡수 그리고 배설이 어떻게 해서든 알맞고 정상적인 상태를 회복한다면, 나머지는 저절로 해결된다는 것이다. 소화와 흡수와 배설이 완전한, 즉 알맞게 영양을 섭취하고 '인체 시스템의 노폐물'을 적절히 청소하는 남성이나 여성은 건강한 사람이 될 수밖에 없다. 우리가 저술한 『하타 요가 입문』을 주의 깊게 읽어 보고, 이에 대한 중요성을 숙지할 것을 강력히 권한다. 당신은 암시 치유에서 『하타 요가 입문』의 가르침을 '포함시킬' 수 있다. 그러므로 주어진 권고사항은 환자에게 가장 큰 가치와 중요성을 지닐 것이다.

우리의 책『하타 요가 입문』에서 제시된 올바른 생활 규칙을 숙지하라. 그러면 당신은 건강의 비밀이 자신의 손안에 있음을 알게 될 것이다. 이러한 것들을 환자들에게 암시함으로써, 당신은 암시로 그러한 생각을 그들의 마음에 확립시키고, 그들이 불완전한 생활 습관을 완전한 것으로 바꿔서, 당신이 그들을 건강하게 만들었을 때, 그들은 건강을 유지하게 될 것이다. 이러한 방향의 암시는 당신이 치유하는 사람들에게 하늘이 준 선물임을 보여 줄 것이고, 당신이 그 생각을 자신의 마음에 확고히 확립시킬 때만이, 같은 방식으로 그 생각을 환자들에게 전달할 수 있다.

질병의 특성이 무엇이든 간에, 불완전한 영양 섭취와 변비는 극복해야 할 주된 질병들이라는 사실을 알게 될 것이다. 환자에게 이런 점을 설명하고, 그에게 암시로 당신은 정상 상태로 회복될 것이라고, 당신은 그렇게 할 수 있을 것이라고 말하라.

월경불순 등과 같은 여성 질환의 경우, 위 치유법이 놀라운 효과를 발휘할 것이다. 장들의 정상적인 작용에 대해 암시를 준 것과 마찬가지로, 규칙적인 월경에 대한 암시를 주라. 원리는 똑같다. 환자에게 규칙적인 월경 주기의 때를 확신을 가지고 기대하라고 말하고서, 미리 어느 정도 날짜를 마음속에 정해두라. 한 달 정도 지나면, 많은 경우에 규칙적인 월경 주기가 회복될 것이다.

암시로 여러 가지 질병을 치유하는 데 대해 상세히 설명할 필요는 없다. 당신에게 해결의 열쇠를 주었고, 당신은 모든 종류의 질병을 치유하는 데 그 치유법을 손쉽게 적용할 수 있다. 그러나 적절한 영양 섭취와 배설과 원활한 순환을 강조한다는 점을 항상 기억하라. 왜냐하면 이것들은 보편적인 만병통치약이기 때문이다. 이 책에서 언급된 다른 형태의 요가적 전인치유법들도 다시 읽어 보라. 각각의 치유법들로부터 약간의 유용한 점들을 얻을 것이다.

제15장 자기암시 치유

"사람은 마음속에서 생각한 모습대로 그대로 그 사람이 된다."라는 옛말은 해가 갈수록 점점 더 분명해지는 진리이다. 몸에 미치는 마음의 영향을 보여주었던 장에서, 당신은 생각의 영향으로 발병하는 대부분의 육체적 질병이 사람들 자신의 생각, 말하자면 자기암시에 의해 초래된다는 사실을 알아차렸을 것이다. 사람의 육체적 건강은 주로 자기암시의 문제이다. 만약 그가 건강하고 튼튼하며 두려움 없는 정신적 태도를 유지한다면, 몸도 그에 걸맞게 나타난다. 반대로 그가 우울한 생각과 관념으로 가득한 마음으로 살아간다면, 몸도 그와 마찬가지로 반응할 것이다.

두려움은 질병의 큰 원인이다. 두려움은 인체 시스템에 독처럼 작용하고, 그것의 영향은 여러 방향으로 나타난다. 두려움을 제거하라, 그러면 질병의 원인이 제거되고, 증상은 서서히 사라질 것이다.

그러나 우리는 이 모든 것을 다른 곳에서 언급했다. 그리고 이 책은 이론서라기보다는 실용서여야만 한다. 문제는 자기 암시로 어떻게 자신을 치유할 수 있느냐는 것이다.

해답은 아주 간단하다. 환자에게 주었던 바로 그 암시를 자신에게 주고서, 앞 장에 제시되었던 권고와 가르침을 따르면 된다. 당신의 '나'라는 부분은 생물학적인 존재를 운영하고, 세포에서 기관까지 몸을 관리하는 마음의 그 부분에 암시를 줄 수 있다. 이러한 암시는, 만일 충분히 진지하게 주어진다면, 받아들여지고 작용하게 될 것이다. 부적절한 자기암시로 자신을 병들게 만들 수 있는 것과 꼭 마찬가지로, 그렇게 사람들은 같은 방식으로 알맞은 암시를 주어서 자신의 건강을 회복할 수도 있다.

이것은 전혀 신비로운 일이 아니다. 그것은 잘 정립된 심리학적 법칙에 부합하는 것이다.

자신을 위해 자기암시의 과정을 시작하는 가장 좋은 방법은, 당신이 그것을 필요로 한다고 가정할 때, 『하타 요가 입문』을 꼼꼼히 읽는 것이다. 거기에 '올바른 생활'에 대한 실용적 가르침과 정보가 담겨 있다. 그리고서 이러한 올바른 생활 계획을 습득한 후에, 올바른 생각하기를 수련하기 시작하라. 올바른 생각하기는 유쾌함과 대담함이라는 알맞은 정신적 태도를 유지하는 것이다. 이 둘은 힘의 원천이다.

만일 건강하지 못하다면, 이는 자연의 어떤 법칙을 어겨서 그렇게 되었다고 확신해도 된다. 『하타 요가 입문』을 참고하여 그 어긴 자연의 어떤 법칙을 발견할 수 있고, 그런 다음 당신이 해야 할 일은 습관을 바로잡고 자기암시나 올바른 생각하기를 통해 본래의 기능을 회복하는 것이 임무가 된다.

십중팔구 질병의 원인이 부적절한 영양 섭취와 불완전한 배설에 있다는 것을 알게 될 것이다. 당신은, 이걸 믿을 수 없어! 라고 말할 것이다. 자, 그렇다면, 당신의 증상을 말할 테니, 그 증상이 당신의 경우에 딱 맞게 정확한지 확인해 보라.

먼저, 당신은 식욕이 부진하고 소화가 잘 안 된다. 즉 소화 불량 또는 소화 장애이다. 그다음, 변비가 있다. 여성의 경우라면 소량월경과 월경불순이 있다. 그다음, 손발이 차가운데 이는 순환이 원활하지 못하다는 것을 나타낸다. 그 외에 시각과 청각에 문제가 생겨서, 귓속에 울리는 소리가 있고, 눈이 침침하다. 미각에 문제가 생기고, 후각 또한 약해지고 카타르

(catarrh) 증상[29]을 보일 수 있다. 그러나 촉각은 나빠지지 않고, 비정상적으로 예민해서 당신은 '신경질적'이라고 불린다. 밤에 숙면을 취하지 못해서 항상 기진맥진한 느낌이 든다. 피부는 창백하고 뺨은 핼쑥하다. 입술과 손톱은 건강한 장밋빛이 부족하다. 등등. 계속 증상들을 열거할 수 있다.

자, 이런 것들이 당신의 경우에 맞지 않는가? 당신을 본 적도 없고 알지도 못하는데, 어떻게 당신의 질병을 진단했는지 의심스럽지 않은가? 그러나 이것은 경이로운 일이 아니다. 장담컨대, 우리는 단지 영양 결핍과 불완전한 배설의 전형적인 사례라고 불릴 수 있는 것에서 비롯된 증상을 열거했을 뿐이다. 이 증상들의 원인은 제시된 두 가지, 즉 영양 결핍과 불완전한 배설에 있다. 따라서 그 원인들을 제거하는 방법은 나쁜 생활 습관과 나쁜 사고 습관을 바로잡는 것이다. 그리고 『하타 요가 입문』은 당신이 올바른 생활 습관을 갖게 할 것이고, 자기암시는 당신이 올바른 생각을 하고 문제를 신속히 제거하는 데 도움을 줄 것이다.

---

29) 후두점막의 상피조직에 발생하는 염증이다. 바이러스나 자극성 있는 물질의 흡입하거나, 지나친 목소리를 지나치게 사용하거나 또는 담배·매연·내시경 검사 등이 이 증상의 원인이 된다.

앞 장의 '일반 암시 치유'라는 소제목 하에 제시된 일반 치유법의 방식에 따라서 자신을 치유하라. 활기차게 치유하라. 마치 자신이 아닌 다른 누군가를 치유하고 있는 것과 꼭 마찬가지로 진지하게. 그러면 놀랄 만한 결과를 얻게 될 것이다.

'마음의 눈'으로, 자신이 되기를 원하는 모습으로 자신을 보라. 그런 다음, 자신이 그런 존재인 것처럼 생각하기 시작한 후에, 건강한 남성이나 여성이 살아가는 식으로 살아라. 그러고서 자신을 칭찬하고, 본능적 마음에게 당신을 위해 본능적 마음이 해주기를 기대하는 바를 말하라. 그리고 그 마음에게 몸을 통제해서 새로운 세포와 조직을 만들고 오래되어 낡고 병든 물질을 버리라고 요구하라. 그러면 그 마음은 잘 훈련된 조수나 도우미처럼 당신에게 복종할 것이고, 당신에게는 건강과 활력이 나타나기 시작할 것이다.

자기암시에 특별히 신비로운 것은 없다. 그것은 단지 당신의 '나'라는 부분이 본능적 마음에게 일을 시작하고 자신의 일을 제대로 수행하라고 말할 뿐이다. 그리고 올바른 생활을 함으로써 당신은 본능적 마음에게 일에 쓰일 물질과 성공을 돕는 조건을 제공한다.

우리는 이 책을 각종 질병에 사용할 수 있도록 페이지마다 '암시'와 '확언'으로 가득 채울 수 있다. 그러나 이는 쓸모가 없다. 당신은 자신만의 암시와 확언을 만들어낼 수 있고, 이것들은 우리가 만든 것들과 마찬가지로 효력이 있을 것이다. 꼭 마치 다른 사람이 당신의 몸을 책임지고 있는 것처럼, 그저 본능적 마음에게 똑똑히 잘라 말하라. 그 마음이 하기를 기대하는 바를 말하라. 주저하지 말고 그 마음에 대해 진지하라. 명령에 생기를 불어넣어라. 본능적 마음에게 진지하게 말하라. 그 마음에게 다음과 같이 말하라.

"이봐, 본능적 마음, 너, 나는 네가 일을 시작하고, 나를 위해 일을 더 잘 해내길 원해. 나는 이 오래된 질병 때문에 지쳤어. 그래서 나는 그 질병을 제거하려 해. 나는 영양가 있는 음식을 먹고 있고, 내 위장은 그 음식을 적절히 소화할 만큼 충분히 튼튼해. 그리고 나는 지금 즉시 네가 그것에 주의를 기울일 것을 강력히 요청해. 나는 노폐물을 인체 시스템에서 배출하기 위해 물을 충분히 마시고 있어. 나는 네가 나의 장들이 매일 규칙적으로 움직이는지 살펴봐 주기를 강력히 요청해. 나는 네가 나의 순환이 원활히 일어나게 되고, 정상화되는지를 확인하길 강력히 요청해. 나는 바르게 호흡해서 노폐물을 연소시키며 혈액에 산소를 알맞게 공급하고 있으니, 나머지 일은 네가 해야만 해. 그 일에 착수해, 그 일을 시작해.”

　당신이 좋다고 생각하는 어떤 지시든 이것에 덧붙여라. 그 다음, 본능적 마음이 어떻게 ‘일을 시작’하는지 살펴보라. 우리가 ‘생각 에너지 치유’에 대한 장(제11장)에서 이 주제에 대해 언급했던 것을 참조하라. 그런 다음, 알맞은 정신적 태도를 유지하고, 일이 제대로 진행될 때까지 강력한 확언으로 자신을 다독여라. 자신에게 “나는 튼튼해지고 있고 회복되고 있어. 나는 분명히 건강해지고 있어.” 등과 같은 말을 하라. 자, 우리는 당신에게 그것을 하는 방법을 말해 주었으니, 치유하기 시작하고, 이 방법을 실천하라.

<u>Chapter XVI. Mental Healing</u>

제16장 정신적 치유

독자들은 12장에서 언급한 '암시 치유'에 근거하여, 올바르지 못한 생각이 몸에 미치는 영향을 알게 될 것이고, 그러한 설명이나 예들을 여기서 반복할 필요도, 추가적으로 해설을 덧붙일 필요도 없다고 생각한다. 이 책을 읽는 모든 독자는 정신적 상태가 육체 작용에 미치는 영향에 대해 약간은 알고 있으리라 생각되므로, 더 이상 동일한 증거들로 지면을 채울 필요는 없다.

정신적 치유의 이론과 체계는 몸에 미치는 마음의 영향에 대한 이러한 지식에 근거하고 있고, 마음 때문에 인체 기능이 비정상적일 수 있는 것과 마찬가지로, 그 과정을 뒤집으면 마음을 완전한 건강과 올바른 기능을 회복하는 데 사용할 수 있다는 관념과 결부되어 있다. 그래서 정신적 치유에 대한 몇몇 학파의 특별한 이론들을 말하려 하지도 않을 것이고, '마음이란 무엇인가'라는 질문에 대한 많은 이론도, 치유 과정에 대한 생리학적 이론들도 설명하려 하지 않을 것이다. 실제는 정신적 치유법이 사실이고, 해야 할 일은 그 치유법을 활용하고 적용하는 방법에 대해 말하는 것이다.

'암시 치유법'을 다룬 장에서 정신적 치유법에 관한 이러한 가르침들과 잘 결합될 수 있는 정보를 주었다. 사실, 암시 치유법와 정신적 치유법은 쌍둥이이다. 이 둘은 각각 동일한 것의 한 면씩을 나타낸다. 둘의 주된 차이점은 치유의 배후에 있는 힘을 적용하는 방식에 있다. 암시는 거의 전적으로 구두 암시 등에 의존하는 반면, 정신적 치유법은 텔레파시, 즉 생각 전달에 의존한다. 최고의 치유자들은 환자가 눈앞에 있을 때 이 두 기법을 결합한다. 그러나 정신적 치유법은 환자가 앞에 있을 필요가 없다. 멀리 떨어져 있는 환자들은 종종 '원격 치유'로 알려진 치유를 받는다. 그러나 이것은 실제로 텔레파시의 한 형태이다.

한때, 미신적 공상으로 비웃음을 샀던 텔레파시는 이제 과학계에서도 인정하기 시작했고, 곧 법칙으로 채택될 것이다. 텔레파시는 모든 시대의, 모든 사람 가운데 오컬티스트(occultist)들에게 알려져 왔고, 현시대에 이것을 '발견했다'고 주장하는 사람도 많지만, 텔레파시는 결코 '새로운' 것이 아니다. 현시대의 지성적이고 탁월한 사람들이 일반적으로 받아들이는 예를 몇 가지 보여 주겠다.

심령연구회(the Society for Psychical Research)의 전 사무총장이었던 에드워드 T. 베넷(Edw. T. Bennett)은 다음과 같이 말한다:

"다섯 감각 기관으로는 지식이 마음에 들어오는 방식들을 철저히 규명할 수 없다는 결론을 거부할 수 없을 것 같다. 다시 말해서 연구자들은 생각 전달, 즉 텔레파시가 이제는 과학적으로 입증된 사실 중 하나로 포함되어야만 한다는 결론을 내려야 할 것으로 보인다."

뉴욕의 저명한 과학자인 존 D. 콰켄보스(John D. Quackenbos) 교수는 다음과 같이 말한다:

"마테를링크(Maeterlinck)가 예언한 것처럼, 영혼들이 감각을 매개하지 않고 서로를 알 수 있는 바로 그때가 사실상 도래했다"

클라크 벨(Clark Bell)은 다음과 같이 말한다:

"텔레파시를 사실로 받아들이는 과학자들이 생각하는 것처럼, 이 텔레파시는 인체의 어떤 알려지지 않은 감각 능력으로서, 이것에 의해 인체 대사처럼 뇌와 뇌 또는 인간 유기체 사이에 소통이 유지된다. 텔레파시는 알려지고 분명하게 정의된 전류의 전도 또는 우리가 존재한다고 아는 중력 작용과 유사한 어떤 방식으로 지각이 도달되는 어떤 수단이다. 그러나 우리는 아직 그것이 어떻게 작용하는지 이해할 수 없다. 즉 그것의 작동 방식을 알 수 없다."

영국의 유명한 과학자인 크룩스(Wm. Crookes) 교수는 다음과 같이 말한다:

"만약 뇌가 개별 요소들, 즉 신경세포들로 이뤄져 있다는 이론을 받아들인다면, 우리는 다른 모든 물질처럼 이 구성 요소들 각각이 진동 운동을 하고, 알맞은 조건하에서 영향을 받게 될 것이라고 가정해야만 한다. 예를 들자면 에테르(ether)의 진동에 의해 망막신경세포가 영향을 받는 것처럼. 만약 그다지 멀리 떨어져 있지 않은 자리에 있는 다른 뉴런이 동일한 진동 운동을 해야만 한다면, 에테르를 통해서 물질적으로 서로 영향을 미치지 못할 타당한 이유는 없는 것 같다."

쉘던 래빗(Sheldon Leavitt) 박사는 다음과 같이 말한다:

"텔레파시라는 주제에 대해 주의 깊게 생각하고 끈기 있게 조사를 해 온 사람들이 그것의 진실성과 실현 가능성을 확신하게 되었다는 사실은 반박의 여지가 없다. 나 자신의 경험이 내게 흔들림 없는 확신을 주었다. 어떤 방식으로든 생각이 하나의 의식적 마음에서 다른 의식적 마음으로 전달될 수 있다는 것을 알고 있으며, 수용자의 무의식적 마음에도 훨씬 더 강력하고 완전하게 전달될 수 있다는 사실을 믿을 만한 타당한 이유가 있다.”

프랑스의 천문학자인 카미유 플라마리옹(Camille Flammarion)은 다음과 같이 말한다:

“그러므로 우리는 말이라는 평소의 매개물이나 가시적인 다른 어떤 소통 수단도 없이, 나의 마음이 멀리 떨어져 있는 다른 마음에 작용할 수 있다는 결론으로 선행 연구들을 요약한다. 우리가 이 사실들을 받아들인다면, 이러한 결론을 거부하는 것은 전적으로 부당해 보인다. 한 생각이 멀리서 뇌에 영향을 미칠 수 있다는 사실을 인정하는 데 있어서 비과학적이거나 낭만적인 것은 아무것도 없다. 한 인간이 멀리 떨어져 있는 다른 인간에게 영향을 미친다는 것은 과학적 사실이다. 이것은 파리(Paris), 나폴레옹, 산소 또는 시리우스(Sirius)[30]의 존재만큼이나 확실하다.”

그는 다시 다음과 같이 말한다:

“우리의 정신 에너지(psychical force)가 에테르의 움직임을 만

---

30) 큰개자리에서 가장 밝은 청백색의 별이고, 하늘에서 볼 수 있는 가장 밝은 별이다.

들어 내고, 이 움직임은 모든 에테르 운동처럼 멀리 전달되어 우리의 뇌와 조화를 이루는 뇌에서 인식할 수 있게 된다는 사실에는 의심의 여지가 없다. 정신적 작용이 에테르의 움직임으로 변환되는 것과 역변환되는 것은 전화기에서 일어나는 일과 유사할 수 있는데, 전화기에서 다른 쪽 끝에 있는 판과 동일한 수신판은 소리가 아닌 전기로 전달되는 음향 운동을 재현한다. 그러나 이는 단지 비유일 뿐이다."

분별력 있는 대중으로서 생각 전달에 대한 믿음을 표현하는 내용으로 몇 페이지를 가득 채울 수 있지만, 그럴 필요는 없다고 생각한다. 이 주제에 대해 추가적인 정보를 원하는 사람들은 영국 심령연구협회(the English Society for Psychical Research)의 보고서를 참조하면 된다. 이 보고서는 주요 도서관들에서 찾아볼 수 있을 것이다.

텔레파시의 이런 점을 이용하여, 정신 과학자들과 그 밖의 다른 사람들은 직접 구두 암시로 치유할 수 없을 때 '원격 치유'를 한다. 이 점을 결코 간과해서는 안 된다.

정신적 치유법의 원리는 중심 마음이 인체 기능을 통제한다는 사실에 있다. 즉 그 마음이 기관과 세포 그리고 몸의 각 부위를 통해 나타난다는 사실에 근거한다. 기관과 세포와 몸의 각 부위는 중심 마음의 정신적 상태에 반응하고, 후자에 영향을 미치는 것은 어떤 것이든지 자연스럽게 전자에 영향을 미친다. 치유자는 환자의 중심 마음에 정상 상태의 정신적 태도를 확립시키려고 노력한다. 이 정상적인 정신적 태도는 각자가 자신의 몸과 전체 시스템에 대한 지배력을 인식하는 태도이다. 일단 획득된 이 정신적 태도는 질병을 막을 것이고, 일단 질병이 발생되었을 때 건강을 회복시킬 것이다. 정신적 태도의 치유력은 그 사람이 드러내는 마음에 대한 지배권을 인식하는 정도에 달려 있다.

그런데 이러한 인식은 더 낮은 층위의 마음으로 서서히 자신을 가라앉게 두고, 자신의 인식이 다양한 원인 중 어떤 하나의 원인이나 그 이상의 원인으로 손상되게 허용하는 평균적인 환자에게는 불완전하다. 여기가 바로 치유자가 유용하고 도움이 되는 지점이다. 치유자는 자신의 마음을 긍정적이고 예민하게 유지하고 생각 전달의 과학으로 자신을 단련해 왔다. 그래서 환자에 대한 치유를 요청받으면 치유자는 자신의 '진동'이 알맞은 단계에 도달할 때까지 진동을 일으키고, 그 진동을 환자의 마음에 전달하면, 그 결과 진동이 거기서 재생되고, 환자의 마음이 몸의 부위와 기관, 세포들을 움직이게 하는 마음의 원리, 즉 사실상 본능적 마음에 반응하여 점차 정상적인 상태를 회복시킨다.

　정신적 치유법의 다양한 학파들은 자신들의 치유법을 설명하기 위해 갖가지 다른 이론들을 제시하지만, 이상의 내용이 모든 일반적 관념과 이론을 포괄하고 있음을 알게 될 것이며, 실제로 형이상학적 이론들과는 무관하게, 그리고 일부 이론에도 불구하고 일어나는 일을 설명한다는 사실을 알게 될 것이다. 모든 형태의 치유법 근저에는 자연법칙이 있고, 많은 형이상학적 이론으로 사실들을 모호하게 하려는 시도는 어리석은 일이다. 사실 모든 학파는 자신들의 상충되는 이론에도 불구하고 병을 고치고 치유하는 행위를 한다. 이것으로 그들이 이론과는 무관하게 모두 동일한 에너지와 능력을 사용한다는 사실을 입증한 것이 아니겠는가? 우리는 이러한 다양한 이론을 자세하게 다루지는 않겠지만, 다음 장에서 정신적 치유의 명확한 실천 수련법의 체계를 설명함으로써 "푸딩은 먹어봐야 그 맛을 알 수 있다.", 다시 말해 직접 실습하고 경험해 보는 방향으로 즉시 나아가려 한다. 누구라도 이 치유 체계로 여러 학파에 의해 완수되었던 치유 작업을 할 수 있게 될 것이다.

Chapter XVII. Mental Healing Methods

제17장 정신적 치유법

치유할 때 치유자가 마음속으로 지녀야 할 충분한 전반적인 개념을 수련생들에게 이해시키기 위해서, 그들에게 생각 에너지 치유, 암시 치유, 형이상학적 치유 등의 질문에 관해 우리가 서술한 내용을 철저하게 숙지할 것을 권고한다. 각 치유법에서 마음에 드는 부분들만 취하고 다른 것들은 거기에 관심을 기울이는 사람들을 위해 내버려둘 수도 있다. 각자 직관이 이 문제를 결정하게 두라. 치유할 때 직관은 최고의 이익과 성공을 위해 작용할 것이다.

정신적 치유를 할 때, 치유자는 마음속으로 환자의 바람직한 상태를 그릴 수 있어야만 한다. 즉 치유되어서 몸의 부위와 기관, 세포들이 정상적으로 기능하는 환자를 정신적으로 그릴 수 있어야 한다. 간략히 말하자면, 정신적 치유의 성공 여부는 치유자가 정신적으로 정상 상태를 그릴 수 있는 정도에 달려 있다. 마음에 있는 모든 의혹을 떨쳐버리고서, 마치 실제로 원하는 상태가 눈앞에 있는 것처럼, 눈으로 그 원하는 상태를 볼 수 있도록 마음을 수련하라. 매일 이렇게 수련하라. 그러면 파도처럼 당신을 휩쓸 힘과 치유의 감각을 얻을 때까지 자신이 얼마나 빠르게 발전하는지 알고서 놀라게 될 것이다.

생각 전달에 관한 한, 치유자가 힘든 노력을 할 필요는 없다. 가장 큰 어려움은 방금 서술한 정신적 이미지를 만드는 능력을 갖추는 것이다. 일단 이미지가 형성되면, 실제로 일어나는 것처럼 생각하는 것만으로도 그 생각은 쉽게 전달된다.

생각을 투사하기 위해서는 엄청난 집중력과 노력이 필요하다고 이해하거나 배웠던 사람들은 대부분 마지막에 언급했던 내용이 생소해 보일 수 있다. 이 가르침은 잘못되었다. 진실은 분명한 정신적 이미지, 즉 명료한 심상을 만들어낼 때만 집중력이 필요하고, 일단 이 심상화가 이뤄지면 단지 욕망이나 의지의 작용만으로, 달리 말해 그 심상이 일어나고 있는 것처럼 생각하는 것만으로 전달이나 투사가 성공적으로 이루어진다. 일부 치유자와 달인들은 생각을 전달할 때, 생각이 자신들의 뇌에서 실제로 떠나가서 공간을 통과하여 환자가 이 생각을 마음에 받는 것을 볼 수 있다고 상상하는 것이 치유 작업에서 유익하다는 것을 알았다. 이 방법은 효과가 나타날 때까지 마음에서 정신적 이미지를 확고히 유지하는 데 틀림없이 도움이 될 것이다.

　눈앞에 있는 환자를 다룰 때는, 먼저 그에게 조용히 하고 고요히 있으라고 말해야 한다. 간략히 말해서, 가능한 한 환자를 침묵 상태로 들어가게 하려 노력해야 한다. 이것이 의미하는 바는 환자가 잠들거나 졸아야 한다는 것이 아니라, 되도록 마음을 고요하게 하고 바깥 생활의 일과 사건들로부터 생각을 거두어들여야 한다는 것이다. 이러한 효과를 발생시키는 데 도움을 주기 위해서는 방을 조용하고 평온하게 만들려고 노력해야 하고, 주의를 분산시키기 쉬운 밝은 조명도 피해야 한다.

　일단 적절한 상태가 만들어지면, 치유하기에 적합한 정신적 상태가 되었다고 느낄 때까지, 즉 당신의 진동이 알맞은 정도까지 상승되었다고 느낄 때까지(자신의 느낌이 이것을 결정해야 한다) 조용히 앉아 있어야 한다. 그런 다음, 적절한 치유를 시작할 수 있다. 건강을 회복한 환자에 대한 이미지, 즉 알맞은 상태에 대한 정신적 이상형을 만든 다음, 환자의 마음으로 그 이미지가 전달된다고 '생각'하라. 말하자면, 정신적으로 사진이 전달되는 것이다. 당신이 바라는 정신적 상태를 만드는 데 말을 사용할 수 있다. 물론 목소리를 내지 않고 해야 한다. 가장 중요한 것은 일어나기를 바라는 이상적 상태에 대한 정신적 그림을 그리는 것이다. 언제나 이것을 명심하라. 환자가 건강을 완전히 회복한 모습을 정신적으로 그리려 시도하고, 치유를 하는 동안 마음 앞에 놓인 그 그림, 즉 심상을 지속적으로 유지하려 노력하라.

환자에게 조언하고 격려하는 말로써, 그리고 당신의 생각과 협력하는 방향으로 환자의 마음의 힘을 약간 지도함으로써 치유를 보완하는 것이 좋을 것이다.

'원격 치유' 또는 '부재 치유'라 불리는 치유법에서 치유자는 마치 환자가 눈앞에 있는 것처럼, 즉 환자가 바로 앞에 있을 때와 정확히 똑같은 방식으로 치유를 진행해야 한다. 그는 환자가 바로 방 안에서 자신 앞에 있다고 상상한 다음, 마치 환자를 직접 치유하기 시작했던 것처럼 치유를 시작해야 한다. 치유자의 생각이 환자를 향해 출발하고 이동해서 그에게 도달하는 것을 정신적으로 '보아'야 한다. 많은 치유자는 원격 치유를 할 때, 마치 환자가 눈앞에 있는 것처럼 정신적으로 그에게 말하고, 마치 환자가 그 말을 듣기 위해 눈앞에 있는 것처럼 그가 들어야 할 말을 그에게 전한다. 이러한 '원격 대화'는 건강, 활력, 회복된 생기 에너지에 대한 암시만으로 이루어질 수도 있고, 다른 한편으로는 형이상학적 치유자들이 사용하는 단지 진리와 존재에 대한 '진술'만으로 이루어질 수도 있다. 사랑으로 된 치유적 생각이 건강을 회복하는 데 가장 강력한 조력자라는 사실을 굳이 덧붙일 필요는 없다. 사랑으로 된 당신의 생각이 환자의 마음을 완전히 휩쓸어서, 거기에 박혀 있는 적대적이고 부정적인 모든 생각을 몰아내게 하라.

원격 치유를 할 때, 환자가 스스로 조용하고 수용적인 태도를 취한다면 도움이 될 것이다. 당신과 환자가 치유 시간이나 기간에 대해 합의를 함으로써 이런 결과를 얻을 수 있다. 그렇지만 이것이 필수적이거나 절대적으로 없어서는 안 될 것은 아니다. 왜냐하면 많은 치유자가 환자들을 특정한 정해진 시간에 치유하는 것이 아니라, 자신들이 가장 좋다고 여겨지는 상태일 때 치유하기 때문이다.

이제, 이런 형태의 치유를 하는 데 있어 보다 충분하고 보다 자세한 가르침을 주기 위한 어떠한 시도도 무용하며 단지 반복일 뿐이다. 우리는 몇 마디 말로 치유에 필요한 핵심 열쇠, 즉 가르침의 정수를 당신에게 주었다. 암시 치유, 생각 에너지 치유, 원격 프라나 치유라는 제목하에 우리가 설명했던 것과 연관하여 이 가르침들을 마음에 새긴다면, 당신은 가장 강력하고 효과적인 정신적 치유를 할 수 있을 것이다. 단지 이 주제를 부풀리고 이 책의 다른 부분들에서 우리가 이미 설명했던 내용을 반복하는 것으로, 이 주제의 이러한 한 면만으로도 한 권의 책을 만들 수 있다. 그러나 이는 불필요하고, 다양한 형태의 요가적 전인치유법에 대해 단순하고 명료하며 간결하게 가르치고자 하는 이 책의 목적과도 맞지 않는다.

이 책을 통째로 읽고 학습하고 숙고해야만 한다. 왜냐하면 하나의 치유 기법으로 설명된 가르침들이 다른 제목하에 설명된 기법들과 관계가 있기 때문이다. 각 제목마다 충분할 만큼 자세하게 설명하려면, 한 권이 아니라 서너 권의 책이 될 것이다. 그러므로 주어진 가르침들의 유익함을 충분히 얻기 위해서는 설명된 모든 기법을 숙지해야 한다는 점을 부디 명심하길 바란다.

Chapter XVIII. Metaphysical Healing

제18장 형이상학적 치유

이 장에서 제목으로 사용된 용어는 남용되는 경우가 많고, 이 책에 언급된 거의 모든 형태의 치유를 서술할 때 다양한 사람이 이 용어를 사용한다.

물론, 어떠한 형태의 요가적 전인치유를 사용하더라도 누구나 자신의 치유법을 '형이상학적'이라고 부를 권리가 있다. 왜냐하면 '형이상학적'이라는 단어는 '물리적인 것을 넘어선'이라는 뜻이기 때문이다. 그러나 '형이상학'이라는 용어는 일반적으로 '존재의 과학'이라는 의미로 받아들여진다. 그리고 형이상학적 치유라는 용어를 엄격히 해석하면, 환자가 현상의 배후에 있는 실재 즉 참존재 또는 우주의 참자아에 대한 실제적인 깨달음을 얻는 데서만 발생하는 치유법에만 적용되어야 한다. 그 '존재'에 대한 실제적인 깨달음 속으로 들어갈 수 있는 사람에게는, 만일 그가 그 깨달음을 적용하는 법을 안다면, 자신과 타인 양자 모두를 위해 마음대로 사용할 수 있는 놀라운 치유력이 있다. 그러나 상위 의식 속으로 들어간 사람들이 항상 이러한 지식을 명확히 보여 주는 것은 아니다. 사실, 이 사람 중 일부는 물리적인 것을 생각할 가치가 없는 것으로 완전히 소홀히 하는 뚜렷한 경향이 있고, 주의를 존재의 더 높은 층위들로 완전히 돌린다. 이러한 입장은 잘못되었다. 왜냐하면 물리적인 것은 에고를 전개하는 데 필요한 역할을 하기 때문에, 이를 무시하는 것은 생명의 법칙에 반하는 일이다.

이 형태의 형이상학적 치유의 실제 과정은 상위 의식에서 비롯된 힘으로 하위 의식을 통제하는 것이라고 말할 수 있다. 상위 의식은 자신의 힘을 분명하게 드러내서 하위 의식을 통제한다. 그러나 결국, 치유의 진정한 원인은 사실상 다음과 같은 사실에서 발견되는 것 같다. 더 높은 층위의 현현에 대한 명상에 전념하는 마음이 더 낮은 층위들의 작용들에 관여하기를 그치고, 그 결과 잘 확립된 우주의 법칙들에 따라서 더 낮은 층위들이 간섭 없이, 그리고 아주 많은 사람을 비정상적 상태로 만드는 부정적인 생각의 지속적인 주입 없이 작동한다.

자신의 더 높은 본성과 존재에 대한 깨달음은, 수많은 사람에게 독(毒)처럼 작용하고 질병을 야기하는 두려움과 걱정이라는 생각 위로 자신을 들어 올리는 경향이 있다. 그리고 두려운 생각의 방해가 제거되면, 본성 즉 그 단어의 배후에 있는 것이 자유롭고 방해 없이 작용한다.

우리는 다음 두 장에서 '영적 치유'라는 용어하에 형이상학적 치유의 더 높은 단계들을 설명하겠다. 우리는 이 영적 치유라는 말이 더 적절하다고 생각한다.

이 장에서는 주로 환자들에게 어느 정도 진리가 담긴 특정한 형이상학적 체계를 가르치는 것으로 자신들의 치유 과정을 한정하는 일부 형이상학적 치유자들이 사용하는 치유 형태들을 언급한다.

그러나 마지막에 언급한 치유 형태들조차 치유자가 무의식적으로 정신적 치유나 암시 또는 양자의 힘에 영향을 미치고 있음에 틀림없다는 것을 알게 될 것이다. 비록 치유자가 이것을 알지 못하고 화를 내면서 이 사실을 부인하며, 자신이 하는 치유는 '전적으로 다른 무엇'이라고 말할 수는 있지만, 형이상학적 대화 다음에 항상 따르는 '치유'는 틀림없이 정신적 치유나 암시를 일어나게 할 것이다. 그럼에도 불구하고 요가적 전인치유를 배우는 수련생은 가리는 많은 엄폐물 아래에 있는 정신적 치유와 암시를 쉽게 인식할 수 있다. 공통된 원리가 작동하고 있다는 사실에 대한 가장 좋은 증거는 이론과 교리의 다양함에도 불구하고, 소위 여러 형이상학적 치유 학파가 동일한 정도의 비율로 치유 효과를 낸다는 사실에서 발견할 수 있을 것이다. 물론 그들은 모두 하나의 생명과 영혼에 대한 믿음에 동의하는 공통된 기반을 가지고 있지만, 서로의 주장을 격렬하게 반대하고 서로를 '오류의 희생양'이나 다른 예의 바른 명칭으로 부른다. 그럼에도 불구하고 그들 모두는 여전히 치유를 계속하고 있고, 좋은 치유 효과를 거두고 있다. 기독교 과학과 반기독교 과학 학파와 종파들은 똑같이 좋은 치유 효과를 거두는 것으로 보인다. 이 모두는 모든 이가 어떤 하나의 치유 에너지를 사용하고 있고, 어떤 분파도 그 에너지를 일절 독점하지 못한다는 것을 나타내는 것으로 보인다.

하나의 생명의 힘은 언제나 거기에 있다. 그래서 특별한 믿음과 이론에 관계없이, 사용하는 사람들의 신념에 상관없이, 그 힘은 자신을 필요로 하고 사용하는 사람들에게 언제나 사용될 준비가 되어 있고 기꺼이 사용된다. 햇볕과 비처럼 그 힘은 자신에게 노출되거나 자신을 끌어당기는 모든 사람에게 동등하게 비추고 내린다. 이것은 모두를 위한 모든 것이다. 무한한 일자(一者)를 생각할 때, 종파들의 편협한 이론들과 차이점들은 매우 재밌다. 우리 가운데 최고인 사람조차도 영적 지식에 있어서는 얼마나 어린아이 같은가. 각자 자신만이 유일한 진리와 모든 진리를 가지고 있고, 다른 사람은 모두 '오류에 빠져 있다'고 주장한다. 진실은 모두가 진리를 가지고 있거나, 자신이 이해 수준에 맞는 진리의 일부를 가진 것 같다. 그리고 어느 누구도 결코 모든 진리를 가지고 있지는 않다.

무한자의 사랑과 힘이 모든 존재의 대변자임을 주장하는 종파나 분파의 권리인 것과 마찬가지로 진리를 개인적으로 추구하는 사람의 권리이기도 하다. 교리는 생기고 발달하고 쇠퇴하여 사라진다. 종파와 분파, 학파들도 동일한 길을 따른다. 모든 것은 태어나고 성장하고 죽는다. 물론 상대적으로 그렇다. 모든 것은 진화라고 불리는 법칙에 복종한다. 시대, 민족, 인종, 국가, 학파, 종파, 교리, 분파, 지도자들은 왔다 간다. 틀림없이 왔다 간다. 그러나 그 법칙은 변하지 않고, 틀림없고, 한결같고, 불멸하고, 무한하여 영원히 남아있다. 그 법칙은 모든 것을 지배하고, 모든 것은 그 법칙의 명령을 따른다. 어떤 것도 그 법칙의 유일한 대리인이자 대변자는 아니다. 그렇지만 모든 것은 그 법칙의 대리인이자 대변자이다. 그 법칙은 모든 것을 이용하지만, 또한 모든 것에 의해 이용된다. 이 미스터리를 이해할 때, 평화가 찾아온다.

더 높은 가르침을 최소한 부분적으로라도 이해하지 못한

사람들에게 형이상학적 치유를 가르치려는 것은 헛된 일이다. 이러한 가르침을 더 알고자 하는 사람들에게 이 책을 출간한 사람들이 발행한 『요가 수행자의 철학 고급 과정』(*Advanced Course in Yogi Philosophy*)을 추천한다.

이 방법을 이해하고 이것으로 자신과 다른 사람들을 치유하고자 하는 사람들에게 있어서 유일한 규칙은 다음과 같다고 말하고 싶다.

침묵 속으로 들어가서 참자아에 대해 명상하라. 깨달음이 찾아오면, 그때 어떤 적절한 말로 자신이나 타인을 치유하라. 가능한 한 그 생각을 전달하라. 말로 온전하게 전달하는 것은 불가능하다. 만약 스스로 치유 기도문을 작성할 수 없다면 아래의 형식이 도움이 될 것이다:

■ 치유를 위한 기도문

"오, 참영혼이시여. 태어남과 죽음이 없는 유일한 이시여. 전지하고 편재하며 전능한 이시여. 저는 당신의 생명의 대양에 떨어진 한 방울의 물입니다. 당신의 현존과 힘을 느끼게 하소서. 당신이 무엇이신지, 당신 속에 있는 제가 무엇인지 더욱 더 온전하게 깨닫게 하소서. 당신의 참실재와 참영혼 속의 저의 참실재에 대한 의식이 제 존재에 스며들어 저의 마음의 모든 층위로 내려오게 하소서. 참영혼의 힘이 저의 마음을 통하여 나타나서 제가 치유하고자 하는 이 다른 참자아의 몸(또는 '제가 저 자신의 것이라 부르는 이 몸')에 스며들어 이 몸에 건강과 힘과 생기를 가져다 주게 하소서. 그리하여 참영혼의 더 알맞은 사원이 되게, 몸을 통해 흐르는 하나의 참생명을 표현하는 더 완전한 도구가 되게 하소서. 낮은 층위들의 거칠고 큰 파동에서 영적인 마음의 더 높은 파동으로 저의 몸을 끌어올려 주시고, 이를 통해 우리로 하여금 당신을 알게 하소서. 몸에 생명을 불어넣는 참마음을 통해, 몸이라는 존재 자체가 지닌 평화와 힘과 생기를 이 몸에 주소서. 오, 당신, 만유의 생명이시여, 당신의 본질 안에서 이 부분을 통해 흘러가시어, 이 몸을 다시 살아나게 하고 생기를 불어넣어 주소서. 오, 만유의 참영혼이시여. 당신으로부터 받은 저의 영원한 생득권으로 이것을 요구하나이다. 그리고 당신이 제게 주신 약속과 내면의 지식에 근거하여 저는 지금 당신께 그것을 요구하나이다."

이 대신에 또는 이와 관련하여, 다양한 '과학' 단체가 사용하는 다수의 '존재 선언문' 가운데서 어떤 것을 사용해도 좋다. 왜냐하면 그것들은 모두 훌륭하기 때문이다. 그러나 단순한 말에는 마법이 없고, 어떠한 종파도 어떤 특별한 말에 대해 독점권을 갖지 못한다는 사실을 항상 기억하라. 당신과 모든 이는 자유롭게 말을 사용할 수 있다. 그리고 말의 가치는 그 말 이면에 있는 생각과 깨달음에 있다. 말은 오고 가고 변하지만, 그 말을 표현하는 생각과 깨달음은 영원하다.

이 장과 연관하여 다음 두 장을 읽어라.

Chapter XIX. Spiritual Healing

제19장 영적 치유

가장 높은 형태의 치유법인 영적 치유는 일반적으로 그럴 것이라 생각되는 것보다 훨씬 더 드물고 덜 알려져 있다. 정신적 치유와 맥락을 같이 하는 분야에서 아주 훌륭하게 치유 작업을 하고 있는 많은 치유자는 영적인 방향을 따라서 자신의 작업을 하고 있다고 믿고 가르친다. 그러나 이 점에서 그들은 잘못 생각하고 있다. 진정한 영적 치유는 누군가에 의해서 '행해지는' 것이 아니다. 그런 경우 치유자는 우주의 영적 치유 에너지가 관통하여 흐르는 도구나 통로가 된다. 즉 치유자는 우주의 영적 에너지가 유입되는 통로로서 자신의 영적 마음을 터놓을 수 있어야 한다. 이 에너지는 치유자를 통과하여 환자의 영적 마음속으로 들어가고, 거기서 낮은 차원의 정신 원리들을 활성화할 정도로 강도와 힘의 파동을 일으켜서, 마침내 인체 기관과 부분들 자체를 정상 상태로 회복시킨다. 영적인 치유는 실제로 자주 즉각적으로 이루어지지만, 항상 틀림없이 그렇게 되는 것은 아니다.

자신을 통해 환자에게 영적 치유 에너지를 흐르게 하는 영적 치유자는 우리가 들어온 표현처럼, 문자 그대로 환자를 '참 영혼의 흐름 속에 잠기'게 한다.

이 형태의 치유를 지적으로 이해하기 위해서 독자들은 몇 가지 정신 원리들에 대한 요가 수행자의 가르침들에 익숙해져야만 한다. 그러한 가르침은 이 책을 발행한 사람들이 출간한 『요가 수행자의 철학과 동양의 신비주의에 관한 14강좌』를 보면 알 수 있을 것이다. 이 주제에 대해 이미 말했던 것을 여기서 반복하고 싶지는 않지만, 이 형태의 치유를 보다 잘 이해할 수 있게 영적인 마음에 대해 몇 마디 하는 것이 좋을 것 같다.

인간의 영적 마음은 본능적 마음과 지성적 마음으로 각각 알려진 두 개의 더 낮은 정신 원리보다 위에 있는 더 높은 마음 원리이다. 본능적 마음이 지성적 마음의 층위 아래에 있는 것처럼, 영적 마음은 지성적 마음의 층위보다 위에 있다. 영적 마음은 아직 보통 사람들의 의식 속에서 발달하거나 전개되지 못했다. 그러나 인류 중 더 앞선 일부 사람, 즉 영적인 길에서 자신의 도반들보다 앞서 나간 사람들은 영적인 마음을 전개하여 의식 속으로 들어가게 하거나, 오히려 의식의 중심을 움직여 영적인 마음의 영역으로 들어가게 했다. 더 높은 이 정신 원리는 '내면의 무언가'라고 말할 때 바로 우리가 표현하려는 것으로, 우리를 보호하는 영향력을 행사하는 것처럼 보이고 필요한 때에 주의나 충고의 말을 보낸다.

인류가 고귀하고 고양되며 더 높은 생각을 통해 받아들인 모든 것은 마음의 이 영역에서 비롯되었다. 영적 마음은 진실의 조각을 하위의 정신 원리들에 투사한다. 인류의 진화 과정에서 고귀함, 참된 종교적 감정, 친절, 인류애, 정의, 이타적 사랑, 자비, 연민 등으로 향하는 모든 것은 천천히 전개되는 영적 마음을 통해 인류에게 왔다. 이러한 전개가 계속됨에 따라 정의에 대한 인간의 관념은 커지고, 그는 더 많은 연민을 갖게 되었다. 그의 인류 형제애의 감정이 커진다. 다시 말해, 사랑에 대한 생각이 발달한다. 그리고 신앙을 가진 모든 사람이 '선(善)'이라고 말하는 모든 자질이 그에게서 증가한다.

영적인 마음은 모든 시대에 걸쳐 '특정 시인, 화가, 조각가, 작가, 설교자, 웅변가 등이 받아왔고, 오늘날에도 받고 있는 영감'의 원천이다. 이 마음은 현자가 통찰력을 얻는 원천이고, 예언자가 예지력을 얻는 원천이다. 많은 사람이 자신의 작업에서 높은 이상에 집중하여 이 원천으로부터 진귀한 지식을 받았고, 이것을 다른 세계에서 온 존재들 즉 천사, 영혼, 신 자체의 것이라 여겼다. 그러나 모든 것은 내면에서 나온 것, 다시 말해 자신들의 더 높은 참자아가 자신에게 말한 것이다. 이 말이, 인간은 앞서 언급된 다른 원천들로부터 결코 의사 전달을 받지 않는다는 것을 의미하지는 않는다. 전혀 그렇지 않다. 오히려 반대이다. 왜냐하면 의사 전달을 받는다는 사실이 빈번히 입증되고 경험된다는 것을 알기 때문이다. 그러나 우리가 의미하는 바는, 사람들이 다른 원천들로부터 받는 것보다 더 높은 참자아로부터 훨씬 더 많은 메시지를 받으며, 하나를 다른 하나로 오인하기 쉽다는 것이다. 여기서 이 문제를 상세히 논의할 수는 없다. 왜냐하면 이것은 현재 우리가 다루고 있는 주제와 관련이 없기 때문이다.

사람은 스스로 영적 의식을 발달시킴으로써 자신의 본성이 가진 더 높은 부분과 강력한 관계를 맺을 수 있고 접촉할 수 있다. 이렇게 하여 지성적 마음의 힘이 제공하는 것을 넘어선 지식을 가지게 된다. 또한 특정한 높은 힘들은 이런 식으로 사람에게 열려 있지만, 동료 인간의 선을 위한 목적 이외에는 그 힘들을 사용하지 않도록 주의해야만 한다. 왜냐하면 영적 힘들을 그런 식으로 악용하면 곧바로 뒤이어서 끔찍한 결과가 발생할 수 있기 때문이다. 그것이 바로 법칙이다.

그리고 가장 완전한 수준의 영적 치유가 일반인들에게 열려 있지 않은 것도 사실이지만, 어느 정도 영적으로 열린 치유자는 동료 인간을 치유할 때 어느 정도의 영적인 힘을 이용할 수 있다는 것 또한 여전히 사실이다. 사실상 최고의 치유자들은 의식하든 그렇지 못하든 간에 이런 식으로 이 힘을 이용한다. 그들이 그렇게 하는 것은 옳다. 그렇게 하는 것이 그 힘을 참되게 이용하는 일이다. 영적 치유는 이 책에서 묘사되고 설명된 다른 형태의 치유와 연계하여 매우 유익하게, 다른 치유를 방해하지 않고 사용될 수 있다. 사실, 모든 양심적인 치유자는 환자에게 일반적인 치유와 결부하여 이 형태의 치유법이 갖는 유익을 제공하려 노력해야 한다. 언제나 선한 방향으로 작용하는 영적인 힘은 고통받는 인류를 구제하는 경우에 오용되거나 악용될 리가 없다. 그러므로 치유자는 그렇게 치유함에 있어서 영적인 힘을 물질적 수준으로 끌어내리고 있다고 두려워할 필요가 전혀 없다. 왜냐하면 영적인 힘은 모든 것에 스며있고, 더 낮은 층위에 있는 사람들을 '끌어올리는' 데 이 힘을 사용한다면, 잘 사용한 것이기 때문이다.

다음 장에서는 수련생들에게 영적 치유의 수련에 대한 몇 가지 설명과 약간의 정보를 주려 노력하겠다. 그러나 곧 알게 되겠지만, 누군가에게 '하는 것'이라기 보다는 '내버려두는 것'으로 이루어진 무언가를 하는 법을 말해 주는 것은 거의 불가능에 가깝다. 그리고 우리는 수련자에게 충분한 존중감을 가지고 이 주제의 해당 부분에 접근해달라고 요청해야만 한다. 왜냐하면 영적 치유에서 치유자는 사람이 일상생활에서 익숙한 것과는 완전히 다른 명령 에너지와 힘을 작동시키기 때문이다. 영적 치유자는 참영혼의 거대한 대양으로부터 환자의 영적 마음으로 그 힘을 전달하기 위한 통로로서 자신이 사용되도록 허용하고 있다. 그래서 그는 자신을 그 힘과 참영혼의 가치 있는 도구로 만들려 노력해야 한다.

Chapter XX. Practice of Spiritual Healing

제20장 영적 치유법

영적 치유자는 환자에게 도움이 되고 그의 고통을 제거하기 위해 자신을 통해 흐르기를 바라는 위대한 힘에 대한 존경과 감사의 마음으로 치유에 다가서야 한다. 먼저 그는 자신의 몸과 마음을 고요하게 만들고, 긴장하고 수축한 신경과 근육을 가능한 한 이완해야 하며, 걱정과 근심과 물질적 삶에 대한 생각에서 벗어나야 한다. '영적 마음'과 '참영혼'이라는 용어의 의미를 깨달은 사람에게 당연히 속하는 평화롭고 조용한 고요를 자신에게 가져오려 노력해야 한다. 자신의 참자아가 한 방울인 참영혼의 대양에 가까이 있음을 느끼는 그런 정신 상태가 되려고 노력해야 한다. 그는 '무한자와 조화를 이루는' 느낌을 가지려 노력해야 한다.

이 상태가 어떤 것과 꼭 같은지 말로 명확히 설명할 수는 없다. 이해하기 위해서는 반드시 느껴야만 한다. 그러나 이 책에 끌렸거나 또는 이 책을 자신에게로 끌어당긴 사람들은 우리가 의미한 바를 충분히 깨닫게 되어서 그것을 훨씬 더 발전시킬 수 있게 될 것이다.

　치유자는 환자에게 손을 얹거나 또는 자신이 적합하다고 여기는 다른 방식을 사용할 수 있다. 어떤 영적 치유자들은 환자에게 손을 대지 않는 반면, 다른 영적 치유자들은 본능적으로 환자에게 손을 대야 한다고 느낀다. 이 문제에 있어서는 자신의 직관을 따르라. 참영혼이 흐르고 있는 사람의 손길에는 참자아와 함께 표현하기 힘든 어떤 치유의 힘을 지닌 어떠한 무언가가 있는 것처럼 보인다. 예수와 그의 사도들이 대개는 '손을 갖다 대는 방법'을 통해 영적인 힘으로 치유했다는 점을 기억하라. 그러므로 그렇게 하고 싶은 마음이 든다면 주저하지 말고 환자에게 손을 얹어라. 치유할 때는 모든 책임감이나 치유를 하고 있다는 느낌을 버리고서, 단지 참영혼의 힘이 유입되는 통로일 뿐이라는 생각을 계속 염두에 두라. 치유하고 있다고 생각하기 시작하는 바로 그 순간, 당신은 힘의 원천을 가로막고 차단하기 시작한다. 많은 훌륭한 영적 치유자가 이런 식으로 자신들의 치유 효과를 없애버렸고, 대중적인 성공과 갈채로 망가지기 전에, 이기심과 자만심이 커져서 처음에 가졌던 위대한 힘을 완전히 잃어버렸다. 우리는 이와 같은 몇 가지 인상적인 사례를 체험으로 알고 있고, 독자들도 이제는 더 충분하게 이해할 다른 사례들에 대해서도 알고 있을 것이다. 영적 치유에서 이러한 치명적인 실수를 주의하라. 당신이 치유하는 것이 아니라 참영혼이 치유하는 것이다. 이 점을 항상 기억하라.

자신을 영적 치유의 힘이 유입되는 적절한 통로로 만들기 위한 가장 좋은 방법은 당신이 치유의 힘이 통과하여 흐르는 '통로'이고, 치유하는 동안 정신적으로 참영혼의 유입과 유출을 '보기' 위해 또는 '느끼기' 위해 노력한다는 생각을 마음속에 확고히 자리 잡게 하는 것이다. 이 치유를 너무 오래 지속해서는 안 된다. 치유자의 직관이 최상의 안내자이다. 일정 기간 이 형태의 치유를 실습한 후에, 치유자와 환자 둘 다 참영혼의 유입을 실제로 '느낄' 수 있을 만큼 능숙함을 얻게 되는 경우가 상당히 잦다. 그런 경우에는 최상의 상태를 얻었거나 찾아냈다고 확신해도 된다.

치유자와 환자 모두 영적 치유를 하는 동안 적절한 마음 상태에 있어야 한다. 왜냐하면 이런 식으로 두 사람의 마음이 참영혼의 유입을 위한 적절한 도구나 통로가 되기 때문이다. 이러한 공통의 정신적 상태를 얻기 위해 환자에게 영적 주제를 다룬 어떤 작가의 글에서 몇 줄이나 몇 단락을 읽어주는 것이 좋다. 이때 반드시 환자와 조화를 이루는 어떤 글을 선택하라.

이렇게 함으로써 치유자와 환자 둘 모두의 마음에서 물질적인 생각들이 더 많이 제거되고 치유를 위한 최상의 상태가 된다.

영적 치유에서는 정신적 치유에서처럼 치유자가 특정 형태의 치유에 대한 '생각을 고수하는 것'이 필요하지도, 바람직하지도 않다. 참영혼은 환자의 영적 마음을 통해 환자의 유기체에 스며들어서, 몸의 부위나 기관에 관계없이 유기체 전체를 '건강하게' 또는 '완전하게' 만드는 경향이 있다. 환자는 참영혼의 흐름에 잠기게 되고, 모든 세포 마음은 참자아의 현존을 깨닫고 그로 인해 자극받는다.

이것이 영적 치유에 대해 우리가 말해 줄 수 있는 전부이다. 나머지는 치유를 진행하다 보면 당신이 발견하게 될 것이다. 올바른 마음가짐으로 한다면, 이 형태의 치유를 시도해 보는 것을 두려워하지 말라. 시간이 흐를수록 당신은 참영혼의 치유의 힘을 표현하기 위한 더 크고 대단한 도구가 되어갈 것이고, 당신의 치유 작업은 더욱더 나아지게 될 것이다.

이 책에서 언급한 다른 형태의 치유를 선호하는 사람들이나, 환자의 요구나 상태 때문에 다른 형태의 치유를 따르는 것이 바람직하다고 생각하는 사람들은 다른 치유의 마지막에 영적 치유를 적어도 한두 차례 해주기를 권한다. 환자에게 이 사실을 알릴 수도 있고 알리지 않을 수도 있다. 치유자가 최선이라고 생각하는 대로 하라. 여기에는 어떠한 속임수도 없다. 왜냐하면 참영혼은 모든 것에 있고, 모든 것은 참영혼에 복종하기 때문이다. 따라서 만일 환자에게 말하지 않고 참영혼의 힘을 사용하는 것이 좋다고 생각된다면, 그렇게 하는 것은 정당하다. 일부 환자는 '영적'이라는 이름을 붙인 모든 것에 선입견을 가지고 있을 수 있다. 왜냐하면 '영적'이라는 이름이 붙은 어떤 것이라도 '육체에서 분리된 영혼', '심령술' 등과 연결 지어 생각하기 때문이다. 그러므로 이런 사람들과 이야기할 때 '영적'이라는 단어를 사용하는 것은 어리석은 짓이다. 또 다른 사람들은, '영적인' 것은 무엇이든 간에 '종교적인' 냄새가 나고, 영적 치유가 자신들의 종교적 신념 등에 반하는 무엇일지 모른다고 생각할 수 있다. 물론 이 두 생각은 모두 오해에 기초하고 있고, 그런 사람들에게 이 문제를 설명하려는 것은 헛된 일일 것이다. 그리고 이런 경우에는 다른 치유법들을 제공하면서 해당 치유법의 용어를 사용한 다음, 영적 치유의 유익함을 환자에게 제공하되 이에 대해 어떤 말도 하지 않는 것이 더 나은 방법이다. 환자가 모른다고 해서 치유자가 줄 수 있는 최상의 치유를 그가 받지 못해서는 안 된다. 물론 이 조언에서 우리는 속임수를 사용해야 한다거나 거짓말을 일삼아야 한다고 주장하는 것은 아니다. 단지 치유자에게 특정 환자들이 잘못 이해하거나 절반만 이해하는 명칭과 용어들을 무분별하게 사용함으로 인해 그들의 적대감을 불러일으키는 것이 쓸데없고 어리석은 일임을 상기시키고 싶을 뿐이다. 그런 환자들이 가진 선입견과 편협함은 당신이 그들에게 주고 싶은 좋은 치유를 방해할 것이기 때문이다.

Chapter XXI. Concluding Advice

제21장 마지막 조언

독자들에게 다양한 형태의 요가적 전인치유의 이론과 수련법을 알려 주었으므로, 앞서 설명한 치유의 힘의 실천에 대해 몇 마디하고 싶다.

우선, 치유에 대한 견해가 고집스럽고 편협해지는 실수를 저지르지 않길 바란다. 약물 치유를 하는 수많은 의사의 예를 따르지도 말고, 당신과 다를 수 있는 사람들을 욕하고 매도하지도 마라. 넓은 마음을 가져라, 관대하라, 자유로워져라. 자신이 요구하는 것과 똑같은 의견의 자유를 모든 사람에게 주라. 당신의 견해를 다른 사람들에게 강요하지 말고, 정보를 얻기 위해 공손하고 진지하게 하는 질문에 언제나 기꺼이 대답해 주라.

약물로 치유하는 의사들을 비방하는 것으로 시작하지 마라. 어떤 관점에서 봐도 이것은 바람직하지 않고, 단순한 정책상으로도 현명하지 못할 뿐이다. 자신의 일을 아주 잘하면, 그 때문에 사람들은 당신을 찾을 것이므로, 다른 사람들을 비난하는 것을 바탕으로 진료실을 지으려 하지 마라. 약물을 사용하는 의사 중에는 훌륭한 사람이고, 마음 깊은 곳에서는 더 좋은 치유 형태에 완전히 공감하지만, 일반적인 선입견과 의학계와 마찰을 일으키게 될까봐 두려워서 자신을 충분히 솔직하게 표현하지 못하는 사람도 많다. 그런 의사들은 환자에게 약품을 준다. 왜냐하면 그렇게 해야 하기 때문에 그렇게 하면서도, 동시에 환자가 모르게 어떻게든 요가적 전인치유를 '포함시킨다.' 이 사실은 말없이 묵묵하게 치유하는 많은 의사의 성공을 설명한다. 정신적 치유자나 영적 치유자를 계속 비방하며 돌아다니는 의료계의 악의적인 구성원들은 그냥 내버려두라. 그들은 미움과 독설의 수확물을 스스로 거두게 될 것이므로, 그들의 소용돌이 속으로 들어가는 어리석은 짓은 하지 마라. 그들을 향해 '수동적 저항'을 실천하라. 그러면 당신에 대한 세상의 '능동적 저항'보다 이것이 훨씬 더 효과적이라는 사실을 알게 될 것이다. 이것은 모든 신비주의 수련생에게 알려진 진리이고, 인류에게 알려진 가장 '실용적인' 충고의 작은 조각 중 하나이다.

초반의 장에서 언급한 것처럼, 육체의 자연법칙에 대한 주의를 소홀히 하지 마라. 환자가 자신 육체의 자연법칙에 맞추어서 행동하는 것을 보라. 그렇게 함으로써 당신은 훨씬 더 짧은 시간 안에 훨씬 더 나은 결과를 얻을 수 있다. 알맞은 영양 공급과 적절한 배설이 이뤄져야만, 어떤 치유 체계라도 효과가 있다. 그리고 설령 가장 강력한 형태의 요가 치유법으로 환자가 즉시 치유된다 하더라도, 주요한 육체의 법칙들을 계속해서 등한시한다면 머지않아 예전처럼 병든 상태로 돌아가게 될 것이다. 이것은 많은 요가적 전인치유자가 무시하거나 받아들이기를 거부하는 사실이다. 그러나 이것이 절대적인 진실이고, 이 진실은 언제나 모든 경우에 완전하게 작용한다는 사실을 알게 될 것이라고 확신한다. 상식으로도 그 문제에 대한 이러한 견해가 올바르다는 것이 밝혀질 것이다. 타조처럼 땅속에 머리를 파묻으면, 육체의 법칙들에 대한 진실을 보지 못할 것이다. 형이상학 때문에 물리학을 인정하지 않는 일이 없도록 하라. 이것은 형이상학의 위대한 진실을 보지 않으려 하는 의사들의 입장만큼이나 터무니없는 태도이다.

환자들에 대한 사랑과 호의로 영혼을 가득 채워라. 그러나 잘못된 연민으로 당신을 환자와 똑같은 상태로 만들거나, 그들이 당신의 생기를 앗아가도록 두지는 마라. 이것을 허용하지 말고, 환자에게 '수동적'이 되거나 '부정적인' 상태를 드러내지 마라. 환자와의 관계에서 '긍정적'이고 '능동적'인 상태를 유지하라. 그렇지 않으면 일부 환자들의 '흡혈귀 짓'의 영향을 알아차리게 될 수도 있는데, 그들은 자신들이 이익을 얻거나 활력을 얻을 수 있는 치유자의 생기 에너지를 빼앗는 것을 무엇보다 좋아한다. 당신이 가진 지식과 기술로 그들에게 유익을 주라. 그러나 그들이 당신의 활기와 생기 에너지를 흡수하도록 허용하지는 마라. 왜냐하면 그 에너지는 그들의 것이 아니기 때문이다. 그러므로 그들의 상태를 너무 강하게 '느끼는' 방향으로 자신을 '놓아버리지' 않도록 하라. 일종의 연민을, 아니 그보다는 연민으로 착각하는 어떤 것을 조심하라.

모든 힘의 원천에 더 가까운 의식에 있을수록, 당신의 치유력은 더 커질 것이다. 우주의 모든 힘 뒤에는 모든 힘과 에너지의 근원인 무한한 힘이 있다는 것을 항상 기억하라. 당신은 하나의 이 무한한 생명의 일부분이라는 것을, 그리고 당신을 둘러싼 참실재인 모든 것은 그 무한한 존재와 당신의 관계 때문에 그러하다는 것을 기억하라. 이 사실을 완전히 깨달으려 노력하라. 그러면 이 깨달음과 더불어, 이전에 알았거나 다른 어떤 수단으로 얻었던 모든 것을 훨씬 넘어서는 힘과 능력이 생기게 될 것이다. 이 깨달음은 모든 진정한 힘의 원천이고, 그 힘을 찾는 사람들에게 열려 있다.

치유를 시작하기 전에 아래의 확언 또는 만트라를 반복하면 유용하다는 사실을 알게 될 것이다.

■ 확언 또는 만트라

오! 그대, 무한한 힘이시여. 그대, 생명의 위대한 불꽃이시여. 저는 단지 당신의 아주 작은 하나의 불덩이에 불과합니다. 그대, 치유의 힘을 향해 저 자신을 열어, 그 힘이 저를 통해 흘러서 이 생명의 형제 또는 자매를 튼튼하게 하고 건강하게 하며 온전하게 하소서. 그대, 힘이시여. 저를 통해 흘러 그가 또는 그녀가 생명을 불어넣는 에너지와 힘과 생기를 받아 건강과 힘과 활력으로 나타낼 수 있게 하소서. 저를 그대, 힘을 위한 가치 있는 통로로 만드시고 선을 위해 사용해 주소서.

당신의 치유 작업에 평화가 함께 하기를.

카르마와 질병, 출생 그리고 지옥[1]

차례

---

1) 이 글은 스와미 쉬바난다가 쓴 '카르마와 질병'(Karmas and Diseases)이
라는 소책자(인터넷 2000년 판)를 번역한 것이다. 1959년에 첫 판본이 나
왔고, 2000년에 두 번째 판본이 나왔다. 원문은 http://www.dlshq.org/
download/karmadisease.pdf에서 다운 받아 볼 수 있다.

카르마와 질병

푸라나(Purana)들이 매우 믿지 못할 문헌이고 수많은 것들에 대해 무제한적으로 과장하는 데 빠져 있다고들 말하는 것을 오늘날 흔히 들을 수 있다. 푸라나가 천상계와 그곳에서의 즐거움에 대해 웅장하게 묘사하는 것과 마찬가지로, 지옥의 형벌과 고통들에 대해서도 무시무시하게 서술하는 내용을 열거함으로써, 독자들을 부추기거나 으르는 거친 과장과 터무니없이 유치한 시도들을 담고 있다고 이 비평가들은 말한다. 주제를 비평하는 데는 지성이나 지혜가 거의 필요하지 않다. 문제의 장단점을 고려하지 않고 단순하고 직접적으로 심하게 비난하는 것은 인간의 마음이 갖는 선천적 본성이다. 그러나 편견을 가진 이 비평가들조차 약간 신중하게 숙고한다면, 푸라나의 현명한 저자들이 그러한 방식으로 특정한 것을 썼던 데에는 특별한 목적이 있었다는 사실이 즉시 드러나게 될 것이다. 그들은 마음속에 명확한 목적을 가지고 일부 주제들을 의도적으로 중요시하였고, 각별히 강조했다. 카르마와 그 과보에 대한 이러한 생생하고 상세한 묘사 이면에는 실제적 목적을 달성하기 위한 예리한 심리학과 통찰력이 있다.

참자아에 대한 깨달음을 얻고 절대자에 대한 지식을 획득하기 전까지, 모든 인간 존재는 동물적 본성과 인간적 본성 사이에서 항상 오락가락하며 계속해서 변화한다. 동물적 본성 즉 야만성은 개인의 궁극적인 신성화(神聖化)를 통하지 않고서는 결코 없어지거나 극복되지 않는다. 우리에게 인간적 본성이 존재하는 한 동물적 본성 역시 이와 나란히 함께 있고, 어떨 때는 전자가 우세하고 또 어떨 때는 후자가 우세하다. 개아(Jiva)[2)]가 양자 모두를 훨씬 초월하고 완전히 변환하게 되어서 셋째의 것, 즉 그의 본성에서 이제까지 잠들어 있었던 면, 다시 말해 신성한 면에 자리 잡게 될 때 그는 '동물적·인간적 본성을 초월한 자'(Mriga-Nara-Atita)가 된다. 그 후로 그에게는 개아의식(Jiva-consciousness)에 우선하려거나 이 의식을 지배하려는 동물적 본성과 인간적 본성 사이의 줄다리기는 더 이상 없게 된다. 이제 신성한 참자아(Kshetrajna) 자신이 몸과 마음(Kshetra)을 궁극적으로 지배한다.[3)]

---

2) 이것은 초월적 참자아(Parama-Atman)에 반대되는 개체화된 자아(Jiva-Atman)이다.

3) 크세트라(Kshetra)는 '밭'이라는 뜻으로 우주와 신체·마음 양자 모두 또는 어느 한쪽을, 크세트라갸(Kshetrajna)는 그러한 '밭을 아는 자'라는 뜻으로 초월적 참자아를 지칭한다.

그러므로 이 상태에 도달할 때까지 인간은 그를 지배하는 마음의 작용(Vrtti)에 따라서 동물적 본성과 인간적 본성 사이를 오간다는 사실을 우리는 안다. 인간은 스스로 고귀함과 저열함을 번갈아 보여 준다. 그는 숭고함과 평범함 사이에서 흔들린다. 그의 상이한 두 면은 외적 자극에 각각 그 자체의 독특한 방식들로 반응한다. 또한 마찬가지로 오직 특정한 외적 접근 방식들만이 인간 의식의 이 두 면으로부터 바람직한 반응을 불러일으키는 데 성공한다. 따라서 우리는 상당한 정도까지 스스로를 발달시켜서 나무랄 데 없을 정도의 품위(Sattva)와 교양과 인격을 갖춘 사람들이 완전히 거칠고 타락한 충동과 유혹으로부터 영향을 받지 않는다는 사실을 발견한다. 그러나 불행하게도 상스카라(Samskara)들[4]의 재생으로 인해 드물게 일시적으로 약해지는 어떤 순간이 발생하게 되는 예외적인 상황에서는 그들도 충동과 유혹에 굴복하게 된다. 반면, 저속한 본성을 가진 사람에게 그러한 유혹들은 손쉽게 즉각적으로 큰 혼란을 일으킨다. 반대의 경우도 마찬가지다. 고귀한 충동들은 고결한 본성에 즉각적으로 영향을 미치지만, 동물의 저급한 정신성을 가진 야만적인 사람에게는 어떠한 반

---

4) 흔히 잠세력(潛勢力)으로 번역되는 용어이다. 우리의 일상적인 경험들이 남긴 잠재의식 속의 지울 수 없는 흔적들을 의미한다. 그 흔적들, 즉 상스카라들은 지속적으로 의식을 추동하여 행위 하게 만드는 힘이라 할 수 있다.

응도 불러일으키지 못한다. 이것은 "구두 수선공은 신에 대한 숭배를 구두로 한다"라는 마라티(Marathi)어로 된 금언을 떠올리게 한다. 또 다음과 같은 현대의 타밀(Tamil) 속담이 떠오르기도 한다. "회초리가 없다면 원숭이는 춤추지 않는다."

고귀한 감정들의 경우 역시 마찬가지로, 럭비(Rugby) 학교의 교장이었던 저명한 아놀드(Arnold) 박사가 소년들의 보다 훌륭한 본능에 호소하는 데 적용한, 지나치게 세심한 심리학은 충분히 전형적인 예가 된다. 로마 청중들에게 설득력 있고 도발적인 웅변을 능란하게 했던 마르쿠스 안토니우스(Marcus Antonius)의 역사적인 사례 또한 마찬가지로 인상적이다. 그는 먼저 청중들의 인간적인 면을 교묘하게 이용하여 깊은 연민을 자아낸 다음, 분노라는 강렬한 동물적 격정에 불을 붙임으로써 복수심에 불타는 폭력적인 격분을 불러일으켰다.

푸라나의 힌두 종교에는 인간의 이러한 깊은 통찰력과 지옥과 응보라는 관념에 근거를 둔, 감탄할 정도로 예리한 심리학이 있다. 푸라나의 저자들은, 달콤한 휘파람은 버펄로를 움직이게 하지 못하지만, 채찍은 그럴 수 있다는 것을 알고 있었다. 우리는 라마(Rama)가 랑카(Lanka)를 향해 거대한 다리를 놓기 직전에 어떻게 했는지 안다. 라마는 바다의 왕에게 알맞게 행동해 줄 것을 요청했으나 실패하자, 분노에 휩싸여 화살을 꺼냈다. 바로 그 즉시 바다의 왕 사가라-라자(Sagara-Raja)는 라마 앞에 합장하며 간청했다. 마찬가지로, 인간이 고귀한 행위와 숭고한 열망을 갖도록, 올바른 행동을 하도록 부추기기 위해서 푸라나의 현자들은 사람들 앞에 밝은 전망을 내놓고 선한 생활이 갖는 말로 다 할 수 없는 이익과 은총을 격찬했다. 여기서 그 현자들은 인간의 인간다운 면에 호소하려고 노력했다. 그러나 인간이 극단적인 죄악과 천박한 음탕함으로 야만스런 행위를 탐닉하고 있을 때, 그들은 고상이나 떨고 있을 때가 아니라는 것을 알았다. 인간의 행위가 불러오는 피할 수 없는 결과에 대한 진실하고 생생한 묘사를 통해서만이 오직 이 야만성을 억제할 수 있다. 여기서 우리는 푸라나의 저자들이 과장을 하거나 어떤 거짓말을 한 것이 아니라, 그 문제를 생생하고 자세하게 이야기하고 이렇게 하는 데 노고를 아끼지 않음으로써 그것을 특별히 중요시했고 강조했다는 점에 주목해야만 한다. 그래서 그들은 개아에게 죄인의 악행들에 필연적으로 축적되어 있을 무시무시한 결과들의 끔찍한 집합체를 들이댔다. 그들은 도덕적·영적 법칙을 악의적으로 위반한 사람들을 기다리고 있는 다양한 처벌들에 대해 생생하게 묘사했다. 그들은 위반자들과 그 위반자들을 갑자기 덮치는 응징에 대한 과거의 사례들을 생생하게 연결시켜서 이 진실을 증언했다. 푸라나들에는 나후샤(Nahusha), 자야(Jaya), 비자야(Vijaya), 널리 알려진 가젠드라(Gajendra)와 같은 사람들과 다른 많은 사람이 비천한 자궁 속에서 평생 겪었던 고통에 대한 끔찍한 예들이 풍부하다.

푸라나의 저자들은 그 정도에 그치지 않는다. 명확한 죄 많은 행위와 그 죄행의 '결과'(Phala)에 대한 예들을 보여주는 것으로 충분치 않다는 듯이, 애정처럼 상대적으로 해가 없고 선한 감정에 빠지는 것조차도 인간에게 심각한 고통을 발생시키는 특정한 경우들을 열거한다. 성자 자다바라타(Jadabharata)의 과거 생에 대한 이야기 속에 암시되어 있는 경고가 적절한 예이다. 또한 겉으로 보기에 그릇된 일에 우연히 관여하는 것도, 비록 일순간이긴 하지만, 영혼이 무시무시한 지옥 불을 보게 하기에 충분하다. 위대한 유디슈티라(Yudhishthira)의 나라카 지옥의 교훈(Naraka-Darshan)이라는 우발적 사건이 여기에 해당된다.

다행인지 불행인지 모르겠지만, 현재는 대부분의 사람이 수많은 푸라나 가운데서 극히 적은 몇 가지만 연구한다. 푸라나를 읽거나 암송하는 것을 듣는 소수의 헌신적인 사람도 인도 전역에 걸쳐 대중적으로 유행하는, 쉬바파(Saivaite)와 비슈

누파(Vaishnavaite)에 속하는 네댓 종류의 고전적 푸라나의 범위를 거의 넘어서지 못한다. 읽히는 푸라나는 일반적으로 스칸다(Skanda), 마르칸데야(Markandeya), 비슈누(Vishnu) 또는 스리마드 바가바타(Srimad Bhagavata)에 한정된다고 말할 수 있다. 여기서 생각할 수 있는 바는, 푸라나의 주요 독자들이 학자나 정통 브라민(Brahmin)[5] 계급이 아니고 전체 인구 중 뚜렷하고 중요한 부분을 차지하는 보통의 일반적인 사람이라는 것이다. 따라서 카르마와 카르마의 결과에 대한 언급들로 된 이러한 채찍질이 오늘날에는 인간에 내재하는 음란한 짐승을 억제해야 하는 것으로 들리지 않는다. 그 결과, 이전과는 상당히 다르게 이 짐승이 미친 듯이 날뛰고 있다. 그러나 세속적인 법칙이든 신성한 법칙이든 법칙은 변하지 않는다. 형법전에 대해 무지하다고 해서 사람들이 마음대로 범죄를 저지르도록 조장하지도 않고, 범죄자가 처벌을 모면하지도 않는다. 도둑질을 하면 수감된다. 살인을 하면 교수형에 처해진다. 이와 마찬가지로 죄를 지으면 고통을 받게 된다. 그 사람 앞에 피할 수 없는 우주 법칙의 질서에 대한 이 진실을 있는 그대로, 선명한 형태로 놓는다면, 이는 아주 약간이라도 인간이 악을 포기하고 선

---

5) 흔히 카스트(Caste) 제도의 최상위 계급 즉 사제 계급을 흔히 브라만(Brahman)이라고 부르는데, 브라민은 이 브라만의 영어화된 번역이다. 브라만은 또한 우주의 궁극적 실재를 지칭하는 용어이기도 하다.

을 따르도록, 부도덕(Adharma)을 버리고 도덕(Dharma)을 받아들이도록 설득하는 데 도움이 될 것이다. '카르마와 질병'에 대해 서술한 보잘 것 없는 이 소책자의 목적이 바로 이것이다. 이 책자가 의도한 바는 하늘의 응보가 취하는 주로 육체적·정신적 양태들, 그리고 그 응보가 지상에서 취하게 되는 그러한 양태들을 설명하는 것으로 한정되어 있다. 현대인들은 "백문이 불여일견"이라는 좌우명에 사로잡혀 있다. 따라서 도덕(Dharma)에 반하는 범죄들로 인해 병원과 치료소에 지불하는 비용의 끔찍한 진실을 드러내는 데 한 번 더 눈길을 줄 필요성을 거의 느끼지 못한다.

여기 지상에 출생함으로써 받게 되는 고통인 질병들은 모두 전생에서 우리가 한 행위의 산물들이다. 모든 행위는 반작용을 가지고 있고, 적합한 응보를 받지 않는 행위는 없다. 악한 행위는 행위자에게 혹독한 결과가 동반된다. 부주의한 죄많은 행위들 때문에 인간이 살아야만 하는 수많은 처참한 상황 중 일부가 여기에 제시되어 있다.

지옥은 일반적으로 현대인들이 이성적인 마음으로 생각하는 바와 같은 비실재적 허구가 아니다. 경험주의자들은 오직 감각적 접촉으로 된 경험만을 믿고 지성의 명령을 넘어설 수 없다고 생각한다. 그러나 이 사실이, 인간이 자신의 이해를 넘어서는 사실들을 간과해도 되는 근거가 된다는 것을 의미하지는 않는다. 이 지구가 가장 확실한 실재이고 다른 것들은 단지 환영이라고 주장할 어떠한 권리도 우리에겐 없다. 우리가 별을 하늘에서 반짝이는 빛으로 된 점으로 인식한다는 이유만으로 별이 그러한 점에 불과한 것은 아니다. 내가 미국을 보지 못했다고 해서 미국의 존재를 부정할 권리는 없다. 본성과 규모면에서 완전하게 다른 초월적 세계의 존재를 우리가 받아들일 수 있게 해주는 직관적이고 이성적인 증거들이 있다. 요가바시슈타(Yogavasishtha)에서 말하기를, 지구는 우리의 인식을 넘어서 존재하는 수많은 다른 더 큰 세계 가운데 단지 하나의 원자일 뿐이고, 모든 면에서 상이한 수많은 다른 것들 가운데 특정한 한 종류이다. 구리와 철, 금 등과 같은 다른 물질들로 만들어져 있고, 물과 우유 등으로 채워져 있으며, 독사와 짐승, 악마 등이 거주하는 세계들이 존재한다는 바시슈타(Vasishtha)의 설명을 폐기할 어떠한 권한도 우리에겐 없다. 인간 존재만이 홀로 모든 세계에 거주해야만 하고, 지구와 동일한 환경이 모든 존재의 층위에 지배적이어야만 할 필요는 없다. 우주는 모든 종류의 삶과 경험을 포함하는 순수의식(Consciousness)의 여러 층위 속에서 무한한 절대자(Infinite Absolute)가 점진적으로 드러나는 것이다. 무한자(Infinite)는 놀라운 경이여서 그 자궁 속에 어떠한 것들이 자라고 있는지 우리는 말할 수 없다. 우리와 우리의 세계는 그 속에 있는 수많은 존재 중 하나일 뿐이다! 무한 속에는 수많은 집단이 있고 지상, 지옥, 천상, 사람, 짐승, 신, 악마는 모두 무한의 다양한 속성으로 된 자식들이다. 절대자(Absolute)는 가장 저급한 물질에서 순수한 은총 즉 지복(Ananda)에까지 이른다. 양자 사이에 셀 수 없이 많은 우주가 내용물들로 존재한다. 이 우주들은 개개의 본질과 내용물에 있어서 상이하다. 존재들은 자신들의 행위에 따라서 이러한 세계 중 한 곳이나 또는 다른 곳에서 태어나고, 그 행위는 특정한 그 세계에서만 수확될 수 있는 종류의 결실을 맺는다. 오직 불만이 열을 낼 수 있고 음식만이 허기를 채워줄 수 있다. 그렇다 하더라도 특정한 조건과 환경만이 우리로 하여금 특정한 행위의 결과를 수확할 수 있게 한다. 어떠한 인격적인 신성한 존재(Divine Being)의 분노로 처벌받을 필요는 없지만, 바로 그 자연의 법칙에 의해 영혼이 과거의 행위들에 의해서 결정된 경험에 적합한 신체를 가지고 자신을 나타내야 할 필요가 있다고 단언한다. 이처럼 세계들의 본성이 다양하다는 것을 틀림없는 사실이라고 생각하는 것은 비이성적이지 않다. 실재는 보이지 않는다는 사실을 기억해야만 한다.

그러므로 인드라(Indra)의 영역들이나 우리의 영역인 필멸의 지구 못지않게 지옥들은 실재 세계이다. 지옥들은 그 자체가 나타나는 층위의 미세함에서만 차이가 있는 영역들이다. 지옥들은 그 지옥들을 통해서 드러나게 되는 순수의식(Consciousness) 상태의 정도에서 차이가 있다. 다음에 열거된 것과 같은, 죄인들에게 주어지는 고통들은 그러한 지역들에서 실제로 출생하는 것을 의미하거나, 어떤 다른 존재 상태에서 여기에 열거된 것과 동일한 고통을 경험하는 것을 의미하거나, 또는 그러한 고통들에 말려드는 지상에서 직접적이거나 다른 매개를 통해서 그 고통들을 경험하게 될 삶을 의미하는 것으로 생각될 수 있다.

카르마와 출생

(『가루다 푸라나(Garuda Purana)』에서)

브라민을 살해한 자는 소모성 질환자, 특히 폐결핵 환자로 태어나고, 암소를 죽인 자는 곱사등이가 되고 바보가 되며, 처녀를 살해한 자는 나병환자가 된다.

여성을 살해하고 태아를 죽인 자는 오만 가지 병에 걸린 흉악한 자가 되고, 불법적 간음을 하는 자는 고자가 되고, 스승의 아내와 연애하는 자는 피부병에 걸려 태어나게 된다.

고기를 먹는 자는 매우 붉게 될 것이고, 술이나 마약처럼 사람을 취하게 하는 것을 마시는 자는 이가 변색된 채로 태어나며, 먹지 말아야 할 것을 먹는 브라민은 배가 몹시 나오게 된다.

단 음식을 다른 사람들에게 주지 않고 먹는 자는 목이 부어오르게 되고, 슈랏다(Sraaddha) 축제[6] 때 불결한 음식을 주는 자는 반점이 있는 나병환자로 태어난다.

____

6) 조상들, 특히 돌아가신 부모에게 공경을 표하여 지내는 제사이다.

자만심으로 스승을 모욕하는 자는 간 질환자가 되고, 베다와 신성한 경전들을 경멸하는 자는 황달에 걸리게 된다.

위증을 하는 자는 귀머거리가 되고, 일행의 줄에서 따로 떨어져서 음식을 먹는 자는 애꾸눈이 된다. 결혼을 망치는 자는 입술이 없게 되고, 책을 훔치는 자는 장님으로 태어난다.

발로 암소나 브라민을 차는 자는 절름발이나 기형으로 태어나고, 거짓말을 하는 자는 말을 더듬게 되며, 거짓말을 귀 기울여 듣는 자는 귀머거리가 된다.

독살자는 미치광이가 되고, 방화자는 머리가 벗겨지게 된다. 고기를 파는 자는 가장 불운하고 불행하게 되고, 다른 생명체의 고기를 먹는 자는 병에 걸리게 된다.

보석을 훔치는 자는 낮은 카스트로 태어나고, 금을 훔치는 자는 손발톱 질병에 걸리며, 어떤 금속이라도 훔치는 자는 가난에 찌들게 된다.

음식을 훔치는 자는 쥐가 되고, 곡식을 훔치는 자는 메뚜기가 된다. 물을 훔치는 자는 차타카(Chataka) 새[7]가 되고, 독약을 훔치는 자는 전갈이 된다.

야채와 잎사귀를 훔치는 자는 공작새가 되고, 향수를 훔치는 자는 사향쥐가 되며, 꿀을 훔치는 자는 쇠가죽파리가 된다. 고기를 훔치는 자는 독수리가 되고, 소금을 훔치는 자는 개미가 된다.

구장 나무잎, 과일, 꽃을 훔치는 자는 숲의 원숭이가 된다. 신발, 풀, 목화를 훔치는 자는 양의 자궁에서 태어난다.

폭력적 활동으로 살아가는 자, 길에서 대상(隊商; caravan)들을 약탈하는 자, 사냥을 좋아하는 자는 정육점의 염소가 된다.

독을 마시고 죽는 자는 산에서 검은 뱀이 되고, 본성이 제멋대로인 자는 황폐한 숲의 코끼리가 된다.

위대한 주(主)께 공물을 바치지 않는 재생족과, 망설임과 숙

---

7) 이 새는 다른 새들, 아니 다른 모든 생명체와 달리 갈증 해소를 위해 아무 물이나 마시지 못하고, 오직 빗물만 마실 수 있다. 비가 내릴 때까지 기다렸다가 비가 오면 빗물을 부리로 직접 받아 마신다.

고 없이 모든 종류의 음식을 먹는 자는 황량한 숲의 야생 호랑이가 된다.

가야트리(Gayatri)를 염송하지 않는 브라민, 황혼 무렵에 명상하지 않는 브라민, 외적으로 신앙심이 깊은 듯 보이지만 내적으로 사악한 브라민은 두루미가 된다.

희생제를 지내주기에 부적절한 사람을 위해 제사를 집전하는 브라민은 동네 개가 된다. 또 브라민이 희생제를 너무 많이 지내면 당나귀가, 신에 대한 생각 없이 식사를 하면 까마귀가 된다.

마땅히 배워야 할 사람에게 학문을 전수해 주지 않는 재생족은 황소가 되고, 스승을 시봉하지 않는 제자는 당나귀나 까마귀 같은 동물이 된다.

자신의 스승을 협박하고 경멸하거나 브라민을 위협하는 자는 물 없는 황무지에서 굉장히 무시무시한 악마로 태어난다.

재생족에게 약속한 대로 주지 않는 자는 자칼이 되고, 선한 사람에게 친절하지 않은 자는 불타는 얼굴을 한 으르렁대는 까

악마가 된다.

친구를 속이는 자는 산독수리가 되고, 판매를 할 때 속이는 자는 올빼미가 되며, 카스트와 종교적 질서에 대해 험담하는 자는 숲속의 비둘기로 태어난다.

희망을 깨뜨리는 자, 애정을 파괴하는 자, 아내를 싫어해서 버리는 자는 오랜 기간 동안 붉은 거위가 된다.

어머니와 아버지 그리고 스승을 증오하는 자, 자매나 형제와 다투는 자는 천 번을 태어나도 자궁 내에 태아로 있을 때 죽게 된다.

장모나 시어머니, 장인이나 시아버지를 학대하고 계속 싸움을 야기하는 자는 거머리가 되고, 남편을 야단치는 여자는 이(蝨; 곤충의 일종)가 된다.

남편을 버리고 다른 남자를 따르는 여자는 큰 박쥐나 집 도마뱀 또는 일종의 암뱀(뱀의 암컷)이 된다.

가족 중의 한 여성을 품어서 혈통을 끊어버린 자는 하이에

나와 호저(豪猪)[8]가 되었다가 곰의 자궁에서 태어난다.

여성 고행자와 연애하고 싶어 하는 음탕한 자는 사막의 악마가 되고, 미성숙한 소녀와 교제하는 자는 숲속의 큰 뱀이 된다.

스승의 아내를 몹시 탐하는 자는 카멜레온이 되고, 왕비와 연애하려 시도하는 자는 성격이 몹시 부도덕하게 되며, 친구의 아내와 연애하는 자는 당나귀가 된다.

비정상적인 악행을 저지르는 자는 마을의 돼지가 되고, 수드라 계층의 여성과 연애하는 자는 황소가 되며, 매우 호색한 자는 발정 난 말이 된다.

죽은 사람의 열하루째 제사 음식을 먹는 자는 개로 태어난다. 우상에 바치는 공물로 살아가는 브라민은 암탉의 자궁에서 태어난다.

재생족 중 부(富)를 목적으로 신들을 숭배하는 비열한 자는 평화가 없고 숲의 새가 된다.

____
8) 몸에 길고 뻣뻣한 가시털이 덮여 있는 동물이다.

자신이나 다른 사람이 준 작은 땅덩이를 빼앗는 자는 6만 년 동안 배설물 속의 벌레로 태어난다.

지옥에서 돌아온 태생이 천한 자와 나무 및 이와 동일한 종류의 모든 생명체는 인간의 왕국에서 불가촉천민 중에 다시 태어난다. 그들은 심지어 거기서도 죄의 얼룩들에 의해 매우 비천하게 된다. 그들은 진물과 고름이 흘러나오는 나병에 걸리고, 선천적으로 눈이 먼 상태이고, 고통스러운 질병에 감염되어 있으며, 죄의 표식을 가진 남성과 여성이 된다.

왕이 되었을 때 재생족에게 땅을 주지 않은 자는 마을에 임시 오두막조차 없는 거지로 여러 차례 다시 태어난다. 자만심으로 땅을 하사하지 않은 왕은 태양과 달이 존재하는 한 지옥에 있어야만 한다.

카르마와 지옥

(『슈리마드 바가바타(Srimad Bhagavata)』에서)

자신이 죄악과 격정으로 인해 행한 카르마들에 따라서 개아가 경험해야만 하는 지옥은 각양각색이다. 개아들이 자신들의 카르마에 의해 태어나게 된다고 말할 때, 스물아홉 종류의 고통스러운 세계가 있다고 『바가바타(Bhagavata)』에 서술되어 있다.

타미스라(Tamisra)라 불리는 고통스러운 곳이 있다. 다른 이들의 재산, 자녀, 아내에 손을 대는 자들은 이 세계에 태어난다. 개아는 죽음의 사슬에 묶여 암흑의 세계로 난폭하게 내던져져서 극심한 고통을 경험한다. 먹을 것도 마실 것도 없다. 곤봉으로 두들겨 맞고, 계속해서 위협받으며, 힘겨운 고통의 상태에 이르게 되어 개아는 기절하여 쓰러지게 된다.

안다-타미스라(Andha-tamisra; 칠흑 같은 어둠)라고 불리는 다른 세계가 있다. 남편을 속이고 아내와 다른 이의 재물을 착복하는 개아들은 여기에 태어난다. 그러한 개아들은 이 지옥으로

떨어져 고통에 시달린다. 거기서 그들은 극단적인 고통으로
인해 모든 이해력과 감각을 상실한다. 개아는 뿌리 잘린 나무
처럼 괴로워한다.

이 육체적 몸과 자신을 극도로 동일시하고 세상의 부를 자
신의 것이라 생각하는 자들은 라우라바(Raurava)라 불리는 지옥
에 떨어진다. 여기 지상에서 사람들에게 고통을 가하는 그자
들은 이 끔찍한 세계에서 루루스(Rurus)라 불리는 독충들의 괴
롭힘을 받게 된다.

마하라우라바(Maharaurava)는 라우라바와 동일한 유형의 세계
이다. 정욕을 탐닉하는 자들은 여기서 육식 동물들에 의해 먹
힌다.

쿰비파카(Kumbhipaka)라 불리는 지옥에서 무시무시한 악마들
은, 살아 있는 동물과 새 등을 요리해서 먹는 잔인하고 무자비
한 그자를 기름 속에 넣어 끓이기 시작한다.

영적인 사람, 브라민, 아버지(Pitri)를 모욕하는 자는 칼라수
트라(Kalasutra)라 불리는 지옥에 떨어진다. 그자는 넓이가 4만
마일에 이르는 달궈진 구리의 표면에 놓이게 되고, 아래에 있

는 불과 위에 있는 태양에 의해 지속적으로 가열되며, 배고픔과 목마름으로 극심한 고통을 받게 되어 말할 수 없는 괴로움을 경험한다.

아시파트라반(Asipatravan)이라 불리는 지옥이 있다. 이곳은 예리한 날의 단도로 된 잎사귀로 가득 찬 숲이다. 개아는 그 숲 사이로 달아나도록 만들어지고, 짐승처럼 사냥 당하게 된다. 베다의 다르마(Dharma)를 거스르고 이교도의 종교들을 용인하는 자는 여기에 내던져진다. 오, 이런 처참한 광경이라니! 칼날로 이뤄진 무시무시한 이 숲속에서 그는 여기저기로 도망 다니다가 몸의 모든 부분이 갈기갈기 찢긴다. "아! 이젠 끝장났구나!"하고 울부짖으며 극한의 고통으로 쓰러진다.

무고한 사람들을 처벌하거나 브라민에게 신체형을 가하는 왕은 수카라-무카(Sukara-Mukha)라 불리는 지옥에 떨어진다. 거기서 죄인의 신체 모든 부위가 사탕수수처럼 으깨진다. 고통으로 비명을 지르지만 도와줄 사람은 아무도 없다.

사회적으로 좋은 지위를 가지고 있으면서 다른 가난한 사람들에게 고통을 주는 자들은 안다쿠파(Andhakupa)라 불리는 지옥에 떨어진다. 개아는 어둠 속에서 각양각색의 무서운 짐승과 독사 등에 의해 사방에서 심한 괴롭힘을 당한다. 그래서 그는 그러한 죄가 되는 행위를 앞으로 하지 말아야겠다는 교훈을 배운다.

매일 지내야 하는 제사(Yajna)들을 지내지 않고, 가진 것을 다른 이들과 나누지 않는 브라민들은 까마귀라 불릴 만하고 벌레를 음식으로 먹어야 하는 지옥에 떨어진다. 그들은 벌레로 된 광대한 대양에 내던져져 사방에서 벌레들의 괴롭힘을 받기 시작한다.

브라민이나 가난한 사람에게서 물건을 강탈하거나 이유 없이 그들을 괴롭히는 자는 달궈진 쇠 부젓가락으로 심하게 지짐을 당하고 시뻘겋게 달궈진 쇠공에 얻어맞는다.

죄 없는 가난한 하인과 비참한 처지 때문에 동정과 도움을 받아야 할 하층 노동자를 학대하는 그러한 남성이나 여성은 가혹하게 모욕받고 쇠로 만든 사람 형상의 달궈진 조각상과 같은 것을 억지로 끌어안게 만드는 지옥에 떨어진다.

정욕의 지배를 받으며 모든 종류의 존재에게 다가가는 자는 누구나 아주 견고한 가시로 된 살말리(Salmali) 지옥에 떨어져서 지옥의 전 영역을 질질 끌려 다니게 된다.

공정함의 한계를 벗어나는 왕과 공평성의 원칙을 버리는 신하들은 사후에 바이타라니(Vaitarani) 강에 떨어진다. 개아들은 수중 괴물들에 의해 물어뜯기지만 자신의 몸에서 떨어지지 않고, 오히려 자신의 생기 호흡에 의해 지탱되고, 자신의 카르마의 결과를 영원히 겪게 된다. 이 강에는 똥, 오줌, 고름, 피, 머리털, 손톱, 뼈, 골수, 살, 지방(脂肪)이 넘친다.

높은 카스트로 태어나서 낮은 계층에 속하는 행실이 나쁜 여성의 남편이 되는 쪽을 택하고 짐승처럼 부끄러운 줄 모르는 인생을 보내는 자들은 사후에 고름, 쓰레기, 오줌, 가래의 바다로 된 지옥 구덩이로 떨어져서 그와 같은 가장 혐오스러운 것들을 삼키게 된다.

개와 당나귀들의 짝처럼 행동하고 사스트라(Sastra)를 위반해서 동물들을 쫓고 죽이는 데서 즐거움을 찾는 브라민들은 사후에 과녁으로 만들어져서 무자비한 존재들의 화살에 의해 꿰뚫린다.

잔혹하게 동물을 도살하는 자들은 도살자의 집이라는 지옥에서 동물로 태어나서 유사한 방식으로 다뤄진다.

같은 혈족(Gotra)으로 태어난 아내들에게 자신들의 정액을 마시게 하는 욕정에 현혹된 죄 많은 이 재생족들은 정액의 바다에 내던져져서 이 정액을 마시게 된다.

다른 사람의 집에 불을 지르고, 다른 사람에게 독을 먹이거나 마을이나 대상(隊商)들을 약탈하는 자들은 사후에 무시무시한 이빨을 가진 칠백이십 마리의 사냥개에게 게걸스럽게 아작아작 씹혀 먹히는 지옥으로 떨어진다.

증언을 하거나 물건을 사고팔거나 또는 선물을 할 때 거짓말을 하는 자는 발을 딛고 서 있을 수 없는 아비치마트(Avichimat)라 불리는 지옥에 떨어진다. 거기서 개아들은 높이가 400마일(약 6만 4천 4백 미터) 되는 산의 최정상에서 거꾸로 내던져진다. 이 지옥에서는 단단한 돌 같은 표면조차도 물처럼 보여서 개아는 영원히 자신을 속이게 된다. 비록 그의 몸이 산산조각 나서 흩어지더라도 죽지 않는다. 그는 반복해서 산의 정상으로 올려지고 되풀이해서 내던져진다.

만약 브라민이 과실주를 마시거나 저속한 음식을 먹는다

면, 지옥에서 그는 녹은 쇳물을 마시게 될 것이다. 바르나슈라마 다르마(Varnashrama Dharma)에 있는 규율을 어기는 자들은 여기서 적절한 처벌을 받게 될 것이다.

자신들을 위대한 저명인사로 칭송하지만 출생과 명예와 학식 면에서 정말 위대한 사람들을 존경하지 않는 자들은 참으로 산송장들이다. 그들은 사후에 소금 진창으로 된 지옥에 내던져져 끝없는 고통을 겪게 된다.

인신공희(人身供犧)로 신을 경배하는 자들은 악마들에 의해 얇게 저며져 먹히는 지옥에 내던져지게 된다.

자신들의 통제하에 있기 때문에 피난민들을 괴롭히는 사악한 자들은 사후에 극단적인 굶주림과 갈증으로 고통받게 되고, 사방에서 날카로운 도구로 맹렬하게 공격받게 되어 자신들의 죄들을 기억해 내게 된다.

이곳에서 천성이 뱀처럼 잔혹하고 다른 존재들을 무서워하게 만드는 자들은 죽으면 단다수카(Dandasuka)라 불리는 지옥에 떨어진다. 코브라 뱀의 우산 모양의 목을 다섯 개 또는 일곱 개 가진 뱀이 그들을 공격하고 괴롭혀서 비록 그들은 죽지는 않지만 죽을 지경이 되게 된다.

여기서 사람들을 어두컴컴한 독방과 지하 감옥에 가두는 자들은 사후에 화염과 연기로 가득 찬 캄캄한 환경에 가둬진다.

손님들에게 화를 내고 사나운 눈초리로 그들을 쳐다보는 집주인들은 사후에 파괴되지 않는 바위와 같이 단단한 부리를 가진 독수리에 의해 눈이 파내진다.